こころの科学叢書

新編
分裂病を耕す

星野　弘

日本評論社

刊行によせて

横田　泉

本書は、一九九六年に星和書店から刊行された『分裂病を耕す』の復刊である。一九九三年五月から一九九四年一一月まで星和書店の月刊誌『精神科治療学』に隔月連載された「治療覚書・分裂病治療の経験」に加筆して発刊されたものである（後編となる『精神病を耕す』は現在も星和書店から発売されている）。筆者の星野弘先生は、当時全く無名の精神科医師であった。それもそのはず、この連載が先生の初めての論文なのであった。論文を一度も書いたことがない人がいきなり連載をもたされるのであるから、並大抵の苦労ではなかったと思う。

「かような連載を始めることになった経緯は省くが、荷の重いものであった。……私はかなり若いときから文章を書くことを捨てていたのである。ましてや論文を書くとは考えてみたこともなかった。ただ、与えられた課題は単科精神病院における私自身の分裂病治療の経験についてであり、ほかに何の制約もなかった。これが私を動かした」（あとがきより）。

このようにしてはじめられた連載は、たちまち多くの精神科医師から高い評価をもって迎えられた。私の周辺でもこの連載が話題になることが多かった。私は新しい『精神科治療学』が届くのを心待ちにするようになった。医局の先輩や同僚も同じ感想だったとみえて、雑誌が届いた翌日にはコピーが病院中に回っていることもあった。先生の書き方のクセなのか、連載には脚注がたくさんつけられていた。私はふつう脚注を読み飛ばすことが多いが、先生の論文は脚注に示唆に富むことがたくさんかれていたので、脚注に何度も赤線を引いて読むこともしばしばであった。診療の余韻が残る夜の医局で、私は繰り返し論文を読み、自分の臨床と比較し、患者さんのことを考えた。医師になって一〇年目。多少の経験はついてきていたが、熱意とは裏腹に私の臨床は試行錯誤と悩みの連続であった。そのような時に、この連載から得たものは大きかった。それまで出会ってきた論文とは全く違うものだったからである。

精神科に限らないが、医学論文というものは大学などの研究機関を中心に作られる。そのためどうしても理論や仮説の検証が中心になりがちであった。専門的すぎるもの、理論的すぎるものが多く、経験の浅い医師が日々の臨床に応用できるものがきわめて少なかった。とりわけ統合失調症の治療については、共感を持って受け入れられる論文が悲しいほど少なかった。日々の臨床を手探りで続けながら、私は藁にもすがる思いで精神病理学や精神分析学の難解な論文にも取り組んだが、目の前の患者の治療という現実と論文の理論との開きに戸惑いを持たざるをえなかった。そういうものとちがって、星野先生の論文は何よりもまずわかりやすかった。横文字・専門用語をほとんど使わず、難解な表現は一切なし。飾り気のないわかりやすい言葉で、統合失調症をどのように理解すればよいかということが端的に書かれていた。医師が守るべき節度、治療者としての責任がきっぱりと書かれていた。症例が豊富で、先生の臨床場面がありありと想像できた。患者・家族・スタッフに先生がどのように語りかけ、どのような態度で臨んでおられるのかが具体的に伝わるものであった。明日からの臨床にさっそく生かしていけそうなことが毎回の連載に書かれていた。しかし、いざ、まねをしようとすると、そう簡単ではないことに気が付いた。読んですぐ応用できるものではないのである。それは、先生の書かれていることがマニュアルではなくて、統合失調症治療の思想であるからであった。表面だけをなぞり、まねをしても臨床では通用しない。繰り返し読み、論文に通底する治療の思想を読み取らなければならなかった。さらに、統合失調症とはどのような病気であり、どのようにして回復するのかという疾病論、経過論も自分のものとして理解する必要があった。しかしその作業は、安易なコピーは許さないけれど、不可能なことではなかった。自分の臨床と照らし合わせることで、私にも少しずつ星野先生の伝えたいことの根っこが理解できるようになってきた。「先生の視点から見ること」で、統合失調症の回復過程や患者さんの姿が今までとは全く違って見えるようになってきたのだ。たとえば、次のようなことである。

精神科臨床では対話による面談が重きをなす。そのため、私たちの臨床はついつい患者さんの語ることばに、自分の発することばに頼りがちとなる。しかし、統合失調症患者さんの中には、ことばの少ない人、表現が乏しいと見受けられる人が多くおられた。私はこのような患者さんたちへのアプローチに戸惑いとあきらめをもってしまっていた。変化の少ない患者さんや話すことの少ない患者さんに対し、無理な働きかけや激励をもって応じ、病状をよりこじらせていたことも少なからずあった。治療者の焦りからくる一方的な押しつけであったが、当時はそうでもしなければ治療のとりかかり点はどこにもないと思い込んでいたのである。星野先生の論文に触れるようになってからは、患者さんのしぐさ・歩き方・寝ころび方・食べ方・衣服の着方・足の裏の様子・舌の様子など、ことばだけではない患者さんの発するすべてのことが治療に結びつくメッセージとして理解することができるようになってきた。先生が書かれているように、ほとんどの患者さんの足の裏はザラザラに荒れており、爪は変形していた。舌の溝が深かった。表向きは淡々としているように見える患者さんが、実は尋常ではない苦悩を抱えていて、それがこのようなところに表現されているのではないかと思われた。

毎回の診察に身体の観察をとりいれ、面接の話題も寝心地・食事の味わい・薬の飲み心地などが多くなった。このようなアプローチは、患者さんから拒否なく受け入れられ、面談がスムーズになった。続けているうちに、身体のかたさがほぐれる人、くつろぐ様子が見受けられるようになる人、食べ方飲み方が変わってくる人など、たくさんの、ことばだけではない変化を観察することができた。このような変化を土台にして、疎通性や自発性、生き生きとした感情などの精神的な回復が湧き上がるようにしてはじまることを、何例も経験した。悪性症候群や眼球上転発作・水中毒などの治療者を悩ませる症状は、単なる副作用ではなく、治療関係や治療経過を反映したものであることがわかってきた。治療の転回点である臨界期、慢性状態からの回復の起点、治療者側の無理解や焦り、こういう治療の流れと相関して、身体症状や副作用が現れることも理解できるようになった。このように、私が統合失調症を見る視点は大きく変わり、治療の流れも少しずつであるが見渡せるようになった。それとともに、私自身の不安や焦りにも耐えることができるようになった。無理のないペース、患者さんの回復と足並みをそろえる治療というものが、自分にもわかってきたように思う。

これらはほんの一例であり、私が本書から教えられたことはもっと深く大きい。書き連ねていけば、ゆうに一冊の本となるくらいである。残りの紙数で、私がとりわけ強く影響を受け、勇気づけられたことについて書かせていただきたい。それは、本書第九章「いわゆる治療困難・処遇困難例について」である。この章は次のような書き出しで始められている。

おそらく、どの病院にも治療困難・処遇困難といわれる人がいることであろう。いないとすれば、なんらかの理由で転院したか退院しているものと思われる。いや、「させられている」と言うほうが当たっているだろう。いずれにしても、どこかの病院がやむなく、そのような患者を引き受けているのが実情である。引き受けた病院・治療スタッフの苦労ははかり知れないものがある。

「処遇困難」は当時（一九九〇年代はじめごろ）話題になったことばである。厚生省科学研究班による「処遇困難」患者研究から広がったと記憶する。この研究は長期間隔離室に収容されている患者の実態調査を基にした研究であった。研究は、長期間（一年以上が七〇パーセント）隔離室で処遇されている患者が全国で五〇〇名以上も存在していること、マンパワーの不足のために隔離処遇を解除できないままになっている患者が多いこと、「処遇困難患者」の存在が閉鎖病棟の開放化の支障になっていることなどを指摘し、「処遇困難」患者を専門的に治療するマンパワーの充実した病院の新設を提言していた。これに対し、以前から議論のあった「保安処分」新設に道を開くものだとして、研究自体に批判的な意見も多く出されていた。当時、私は「処遇困難」という概念自体に強い違和感を持っていた。長期の隔離患者が多数いるという実態は直視しなければならない現実であり、実際に私の勤務する病院でも長期に隔離室を使用している人がいた。しかし、このような人を設備やマンパワーが整っているからといって簡単に他の病院に送ってよいのか、それは臨床の敗北ではないのか、患者さんは見捨てられた気持ちになり、より悪化するのではないか、次に引き受ける治療者はより難しい課題を背負うことにならないかなどいくつもの疑問があった。病院の開放化を進めるという美名の下に「手のかかる」患者、「難しい」患者を排除しようとする動きに、またそういうことを平気で言える医師に怒りに近い反発を覚えたことを記憶している。しかし、厳しい現実もあった。自分の担当患者さんにも、繰り返す興奮や暴力のために隔離処遇が長期化する人がいた。私は総論では「処遇困難」概念に強く反発し、絶対にギブアップしない（患者さんを自分の都合で転院させない）と自戒していたが、各論である実際の臨床では、治療的展望が持てずに苦悩していた。この章（当時は『精神科治療学』の隔月連載）をはじめて読んだのはそのようなときであった。先生は、「処遇困難患者」について次のように書かれていた（第九章）。

治療困難・処遇困難患者の存在をどのように考えればよいだろうか。患者生来の個人的特性として、そこに理由を求めれば、明快で都合のよい答えが得られることになるだろう。しかし、現実はそれほど単純ではない。多くは治療関係の中で発生する対人的きしみによるのであり、患者だけに責任を求めるのは客観的に見て公平さに欠けると私は思う。もともと処遇困難とは、治療者側にとても便利な用語なのである。

本稿の主題である治療困難・処遇困難患者のほとんどは、実は初めから困難な人たちではないのだろうと思う。症例に提示したケースは、皆、潔かった。正義や信義を重んじ、礼儀正しく、素朴さと人情味があった。男性患者には男気が感じられた。治療者の偽善と不義を見破ることに敏であり、権威の誇示や強引な力の行使に反発した。自分を主張し抗議する強さがあった。しかし、ひとたび治療者の意気や誠意を感じとると、礼をもって応えた。薬は少量ですんだ。

このような回復推進力となる「強さ」をもった人たちが治療スタッフの対応次第で治療困難・処遇困難化し、ついに人格障害者、時には境界例と診断されることさえ珍しくない現状は、不幸としか言いようがない。本来は予後が良くてしかるべき人たちだと私は思う。

私は、目を覚まされた思いがした。「処遇困難患者」は、病気が重いのでも人格の障がいでもない。むしろ、「治療者の偽善と不義を見破ることに敏であり、権威の誇示や強引な力の行使に反発」する人なのであり、「自分を主張し抗議する強さ」がある人なのである。彼らは、そのような人柄のゆえに、治療者の不正義、不誠実や無責任、治療の名を借りた暴力が許せず、身をもって「治療」に抵抗し闘っている人なのであった。自分が直面している「困難」患者さんも、まさに星野先生がいう通りの人であった。治療に必要なのは、人間的な基本的態度であり、大量の薬物療法や電気けいれん療法などの「強力な」治療ではなかった。必要とされる基本的態度とは、患者さんのもっともな主張に耳を傾けること、治療者が誤りに気が付いた時には率直に非を認めてお詫びすること、お詫びしたら態度を改めること、誠実に向き合うことなど、人としての基本的なことである。決して、高度な専門的知識や技能が必要とされているのではないのだ。このことに気が付かされた私は、人としての重い責任に耐えていかなければならないという重圧を確かに感じたが、それを上回る元気、勇気をもつことができた。焦らず、くじけず、人として当たり前のことを黙々とやり続ければよいのだと、先生に強く励まされた気がしたのである。

先生のことばは、実際の治療経験に深く裏打ちされていた。この章に挙げられている症例がそれを物語る。症例では、暴力的な精神科医療のために不信と抵抗のかたまりとなっていた「処遇困難」患者さんとの苦闘ともいえる信頼関係の修復過程が描かれている。当時の私は、繰り返しこの論文を読み、論文に励まされながら手探りの臨床を続けた。信頼関係が回復されるまでの、いつ終わるとも知れぬ重圧と不安を、この論文に支えられて何とか耐えることができたのである。私たちの誠意が届き、治療関係が修復された患者さんは、一人残らず、先生が書かれているように、「潔よく、正義や信義を重んじ、礼儀正しく、素朴さと人情味がある人」であった。

「処遇困難」ということばは、今は聞かれることが少なくなった。しかしそれは「処遇困難」を生み出す暴力的「治療」や無責任な「転院」が解消されてなくなったからではない。治療が難しい患者さんを前にした時に、自らを点検するのではなく、より「強力」な治療をもって臨むという思想は、残念ながら今もいたるところに見受けられる。たとえば、「治療抵抗性統合失調症」という概念はそういう考えを内包させてはいないだろうか。流れ作業のような精神科救急の現状や過剰使用と思える電気けいれん療法は、新たな「処遇困難患者」を生み出すことに加担していないだろうか。

治療に悩む時、難しい患者さんを前にした時、一人ひとりの臨床家に本書を読んで自分を振り返ってほしい。自分を問い、見つめようとする人すべてに、本書は豊かな示唆をもって応えてくれるであろう。最初の連載から数えると二〇年余りの時が経過していることになるが、古くなって役に立たないものは何一つない。それどころか、昨今の統合失調症臨床を見渡すと、先生の教えを、今こそ多くの臨床家に知ってほしいと思う。本書の刊行を心から喜びたい。そして、多くの読者とともに「星野流」医療を「あたりまえの」医療として広げていきたいと願う。

（オリブ山病院・精神科医）

第1章

精神科医の常識であってよいであろうこと

1

　私は一九六九年に卒業して精神科を選び、七〇年に現病院に勤めた。まもなく東大分院神経科に在籍はしたが、私立の単科精神病院の勤務医として約二十年間、主に分裂病者の入院から退院後の外来治療までを縦断的に担当してきた。

　病院は当時としては例外的に大勢の働き盛りの医師が常勤で勤務していた（注1）。それぞれが個性的で、治療は多様であり教育熱心な先生たちであった。なによりも治療が優先された。面接室の使用は早い者勝ちであった。医局にこもる医師はいなかった。病棟は生気に満ちていた。めまぐるしく患者は退院していき新患が入院してきた（注2）。精神科の治療現場の多忙さに感動した。七〇年代は、まさに精神療法の爆発と膨張の時代であり（アンリ・エランベルジェ）、臨床を重視する精神医療が幕を開けた時代でもあった。おそらく学園紛争で疲弊し人材が離散して硬直していた当時の大学精神医療を凌いでいたのではないか。

そのような環境の中で、私は幸いにも先入観なくタイプの異なる先輩医師の治療実践と患者へのアプローチをつぶさに観察することができた。(注3) 彼らの臨床活動を肌で感じとり、自分の目で見たことが私の精神科医としてのよりどころとなった。

この体験をもとに蓄積した経験的事実はおおよそ平凡なものであるが、たとえ流派や学派が違っても精神科医療の常識としてよい普遍性があると思う。これには治療過程で起こる医原性二次障害を少なくさせ、(注4) 病者の回復を円滑にする作用があるだろう。

(注1) 十一人/二百二十六床。当時の私立精神病院では、常勤医が院長一人ということも珍しくなかった。看護その他が充足していれば、治療力は常勤の医師数にあるいはその何乗かに比例すると思う。

(注2) 年間の延べ入退院患者総数はベッド数の約二~二・五倍であったと記憶する。どの病院でも年間入退院数は数パーセントずつ低下する傾向にあるが、一九六九~七二年前後は反跳傾向に転じた。それでも入院者の自殺は約千三百日(三年半以上)なかった。病院治療は、まだやる余地があるのである。

(注3) 治療現場の精神科医として、先輩医師たちはまさに生きた見本であった。彼らの治療を観察して、書物や文献からでは決して学べなかっただろうことを数多く学んだ。治療の臨場感は言語では十分に伝わりにくいものだ。「百聞は一見に如かず」であった。看護は彼らを「一軍」と呼び、当時の私たちは「二軍」だった。「二軍」の私は週二日勤務して担当患者が七人だった。精神的にも時間的にも余

裕があったので、「一軍」の治療態度や技術を盗み、いいところは模倣できたのだった。新人医師の担当患者は当分の間少数でよいというやり方は故遠藤四郎先生を中心とした「一軍」スタッフの計らいであった。

(注4) 医原性二次障害は治療のどの段階でも発生する。有名な妄想症例もそのひとつではないかと私は考えている。

2

当時は発病初期の新鮮な患者の入院が多かった。どの主治医の患者もほとんどは退院していった。だが、退院して間もないのに再び入院してきたり、僅か一年で十年も患っているかのような慢性分裂病者に変貌してゆく患者もなかったわけではない。短期間で慢性化することに衝撃を受けた。それが患者の病勢の進行によるものとは思えなかった。主治医により患者の再発率や外来定着率が明らかに違い、患者の経過や予後が大幅に異なることを知った。治療経験の差によるものではなかった。これは一体どういうことなのか。先輩たちの治療を継時的に観察して学んだ教訓はじつに多かった。

教訓の一つは、再発の防止や順調な回復には理論や治療観をこえて、われわれに苦痛なことは患者にとっても苦痛であり、これをまず軽減する治療態度が必要ではないかということである(注5)。精神病を難解に考えすぎて解決可能で身近な問題(第一に不眠を挙げたい)を放置し、精神内界に真っ向から取り組んで了解を求めることに性急すぎる治療が多い印象がある。容易に解決可能なことから処理し、その上で残った問題に時間をかけた方が実際的ではないか。多種多様な精神科治療にも定式的な部分（たとえば不眠の改善をはかること）があってよいのではないか。定式とは、どの立場の医師にも可能で共有できる治療上の常識であり、〈した方がよいであろうこと〉〈しないよりはした方がよいであろうこと〉〈これだけはしない方がよいであろうこと〉などの共通の認識のことである。治療者の力量の差が出ないか、出ても僅かで、誰がやっても悪くなく、しかも治療上の効果が大きいであろう。

では、定式に沿う常識といえるであろう治療行為には他にどんなことがあるだろうか。

（注5）N医師は、まず「自分にできないことは患者に求めない」といった。彼は体操と音楽がまったくダメであったから患者は楽だったろう。また彼は、患者の持つ能力以上のものを決して求めようとしなかった。

3

治療の立場が違っても、精神科医の常識の一つとして入院の導入には望ましいやり方があるはずである。

一般に患者が初めて受診するには精神科は敷居がずいぶんと高い。受診が本人の意志であれ、家族や周辺の人たちの勧めや強制を伴ったものであれ、よほどの決断である。まして入院は、いかばかりの不安や恐怖をもたらすものであるか、軽々しく言うことを憚るものだ。家庭内暴力患者の入院であっても、その家族にとってはこれで安堵したというのでなく、非常事態の始まりである。その心情を頭においておくことが治療者の態度として求められる。

まず、入院の説得にはいくらでも時間をかける心づもりが重要だろう。半日かける気持ちでいればずいぶんと余裕がもてる。そのための時間を作っておくことが肝心である。説得とは「医師を信用してもらう行為」であるはずで、「患者に病気を認めさせる行為」であってはならないだろう。(注6)押し問答になってはすべてがぶち壊しになるからである。患者に潜在する苦悩・苦痛、疲労、気分の窮屈感や不眠などを話題にすることが合意を得る突破口になることが少なくない。身体診察には穏やかな鎮静作用がある。説得に病識の欠如は障害にならないと言って良いと思う。入院を条件に取引はしない。(注7)彼らは医師を信用すれば実に潔く入院する。長時間かかるだろうと思われそうだが、実際は一～三時間で済む場合が多い。(注8)入院の合意が得られれば服薬の合意も容易である。その上で私は私自身が一人で付き添って病棟のベッドや詰所まで案内して、看護者に紹介する。こうすることが重要なのである。患者のいるところで「この方はこのごろ眠れていないようです」「クタクタに疲れています」「ゆっくり寝かせてあげて下さい」など要点を伝えることを原則としている。精神運動性興奮の強い人にも原則は同じである。どうしても無理なときは入院の必要を言明し、私が先導し、患者の身体には触れずに、看護者二、三人に患者の後ろを歩いてもらうことはある。実際にはごく稀だ。柔らかな入院導入は患者の不安や恐怖を和らげ、自尊心を傷つけずに、入院治療が円滑に始まるのが最大のメリットである。(注9)入院後まもなくの頻回な退院要求などで時間を消費することがないので、結局は時間の節約になる。入院時の合意に手を抜くと後から数倍十数倍の「ツケ」が回ってくることを覚悟しておかねばならないだろう。

分裂病者にとって入院はしないですめば、それにこしたことはないだろう。しかし彼らはすでに入院かどうかなどという問題水準をはるかにこえた恐ろしい事態に身をさらされているのかもしれないのである。入院は絶対の悪ではない。しかしそれは上記の手続きを踏む根拠をいっそう増大させるはずである。

精神科治療、とくに分裂病の治療は、上記の入院の導入において述べたように、ささいな知恵、常識的な、一見馬力の弱いいとなみの積み重ねで成り立っている。これが私の分裂病治療の臨床における出発点である。

（注6）同様に患者をへこますようなことは厳に戒めるべきである。

（注7）説得の時間を端折って治療が開始される前にあらかじめ入院期間を短めに限定したり、検査のための入院だから一、二週間で退院できるだろうと言ってその場を収めてしまうことが、多忙や疲労を口実にする医師にみられる。いきなり注射して入院させるということもないわけではない。こうした入院患者の治療は後が大変だ。患者は治療スタッフに約束違反を責め、頻回な退院要求をする。数ヵ月間主治医は治療的診察ができない。常時病棟にいる看護者は対応に閉口し消耗する。〈状態が悪い〉という見当違いの判断がなされて薬物の増量や鎮静剤の注射という腕力による屈服がはかられる場合もある。ここで「くすり」や医療と闘う患者が生まれることもあるだろう。また、対応に窮して外出や外泊を入院継続の代償として許可することもある。こんな時は出先で事故が起こる確率が高くなる。中・長期的にみて患者は荒れ、家族は治療協力に及び腰になる。いくつかの回復促進因子が失われる。これは決し

て特殊なケースではない。現実にこのような患者がいるのである。難症や処遇困難と言われる患者には治療開始時点での外傷体験がある人もいることだろう。

昨今はこのようなことはないと表裏なくいえるであろうか。

（注8）説得に午後の半日をかけたことがある。患者の言い分をほとんど聞いてから、「私は疲れたが、あなたはどうですか」と尋ねると患者も疲れを認めた。「入院して疲れをとりましょうか」と勧めると、患者は意外にも同意して入院した。嘘のような話だが、実際経験したことである。

昼食をはさんで説得に八時間かけて入院させた若い医師もいる（神戸大学鈴木瑞実氏・私信）。

（注9）麻酔科のヴェテラン医師は、前もって手術を受ける患者に対し不安を軽減するアプローチをしている。患者は自分の意識も身体もすべて医師に任せるのであるから、強い不安な心理状態におかれている。その不安を汲み取ることは患者の緊張をずいぶんと和らげることだろう。これは手術の導入や術中・術後の管理をスムーズにして事故を少なくする作用がある。精神科医療も同じだと思う。一般科では患者の不安を軽視しすぎていないだろうか。患者の自殺が珍しくないと聞く。

4

説得に時間を惜しむと事態を波及的に混乱させ、患者を傷つけ、結果的には貴重な時間を浪費することになると既に述べた。症例を挙げる。彼女は処遇困難例と言われていた。

〔症例A〕女性

X年頃から外来で診察を続けていた大学院生であったが、強度の幻覚妄想状態となってX＋三年に半年、十一カ月後に二年半の入院歴がある。退院後、実家で暮して月に一度、上京して外来通院していた。そのうち電話での経過報告と薬の郵送が主になり、X＋十一年に治療者が転勤するまでほそぼそと治療関係が継続していた。高い理想と結婚願望は相変わらずであったが、郷里でアルバイトをし趣味の会に入って過ごしていた。薬は、日に一～二回の随時服用であることが最終の情報であった。X＋十三年夏、治療者の転勤先の病院に父親が紹介状を持って面会を求めてきた。「この患者は恋愛妄想の相手に電話するなどの迷惑行為をして困らせるため、いまは地元の病院に前年の秋から二度目の入院をしている。孤立的で理屈っぽく、他患や職員とのトラブルが多く現在も妄想状態にある。本人は早く退院して博士論文を書き上げたいと言っている。入院加療の継続が必要であるが拒否的で処遇困難の状態にあり困り果てている。かつての主治医の治療であれば入院を継続して良いと本人も言うので転院させてほしい」とのことだった。

彼女を診察してなるほど妄想状態は認められた。しかしそれまでの病歴ではトラブルを起こす人ではなかった。不審に思って話を聞いていると今回の入院時の状況を自ら話しはじめた。「自分では治っていたと思っていた。ある朝、病院から電話がきて外来受診をすすめられた。病院に行ったら、いきなり入院しなさいと言われ思わず興奮した。注射されてそのまま保護室に入れられた」という。まさに彼女はこのことに怒っていたのであり、そのために彼女はただ独りの闘争を続けていたのであった。

現在も入院する必要があるかと聞くので、私は「ある」とだけキッパリと答えた。それで充分であった。彼女は任意入院となり、トラブルもなく静穏に過ごした。面接では妄想内容（厳密にはファンタジーである）や恋愛対象、博士論文のことは話題にならなかった。薬物はパーフェナジン（perphenazine）とハロペリドール（haloperidol）の少量を使用した。彼女は翌年三月末に退院した。

彼女とは十数年の治療関係にあるが、いまでも古典的な意味での「人格水準の低下」は微塵もみられないことを付記しておく。

5

精神科治療にある程度の強制が伴うという認識があるにしても、それは決して、「天の公理のようなものではない」[文献12]（中井久夫、一九八七）。強制を少しでも減らそうとする治療的姿勢が重要なのである。どのような治療行為も患者の同意を得るための説得を前提的条件とし、強制の意を含む治療者の言明には、「やむをえず」という気持ちがこめられていてしかるべきであろう。最近つとに言われているインフォームド・コンセントは、私の駆け出し時代でもすでに先輩精神科医は実践していた。とかく強制を伴いがちになる精神科医療においてこそ、やわらかい入院導入、やわらかい治療、やわらかい回復を心掛けることが常識として認められてよいことである。それをめざす努力の中に精神医学の進歩があると思う。

〔症例B〕五十歳代の女性、妄想状態

同胞が電話帳で調べて病院に電話してきた。「数年前から入院させたほうがよいのではと考えていたが、この頃とくにひどい状態にあるので是非診察して欲しい」とのことだった。数日後同胞と息子に伴われ来院した。

患者は二十年前に仕事が絶頂期にあった夫を亡くした。夫は病気が発見されてから半年後に急死した。一歳すぎの息子が取り残された。夫の職場で働くようになった。当初の五、六年間は夫の上司たちの庇護のもとで手厚く遇されたが、そのうち彼らは退職していった。周囲に大学出の人材が増えてくるにつれ、高卒の患者は折り合いを欠くようになり閑職に移された。その後同胞はしばしば職場の人事部から連絡を受け、精神科受診を勧められていた。被害的な言動があったらしい。二年前に退職した。

患者は退職する一年前から電波体験が激しくなり、寝る時間まで命令され断続的な睡眠を余儀なくされていた。家の中は監視・公開され、実験されているのだった。家にマイクが仕掛けられて話が聞かれている、テレビがカメラになっていて部屋を覗いていると言いテレビや電球に文句を言い、終日独語して喋り続けていた。他にも近所をまきこむ行動があって息子は耐えられず別居した。患者は一人の生活を始めていた。

患者は「子供を巻き添えにしたくない。特に子供の生身の脳味噌を電波から守りたい」と言い、顔色は青白く痩せていた。脅威に耐えるべく突っ張った表情だった。話を聞いてから、神経の疲れと睡眠の話題を中心にし、「むこうは病院にまでは影響を及ぼさないだろうから入院して休まれたらどう

か」と提案した。患者はそれを受け入れた。私の後について鍵のかかる病棟に入った。夕食時間のため看護詰所から入院患者の様子が見えた。そこで患者は「じわじわと薬で死ぬのは嫌だ。気違いではない」といって病室に入るのを拒んだ。再度外来診察室に戻って話し合った。外来診察室で私はひとり相対し、決して強制をしなかった。「お子さんを巻き添えにしないためにも入院したら」と勧めた。彼女は再び病棟に入った。しかし二日間食事を摂らなかった。「食事は美味しそうに見える、お腹も減っている」と認めたが、「色々な事が心配で食べられない」と言い、服薬も強く断った。患者は今回が初めての入院である。不安があって当然なことであった。病態の悪い他の患者に自分の将来の姿を見て取り、それが薬のせいだと考えても不思議ではない。ここでも一切の強制はしなかった。二日目の夕方、家族に食事の差し入れをお願いし、一緒に食べるように申し出たが患者は会おうともせず、その晩も食べなかった。「このままで身体に重大な支障を来すようなことがあれば担当する医者としては不本意だが点滴をする」とだけ本人に伝えた。看護者には服薬と食事の促しはその都度一回だけにして、ダメなら当面は様子を観察するだけにしようと指示した。翌朝患者は二人分の食事をした。それ以後は食事をするようになった。一週間目の朝初めて他の患者と並んで服薬した。薬は少量であったが昼食もとらず、そのまま午後三時まで寝入った。次の日には、「昨日薬を飲んだら眠くなったので今日はやめときます」と笑顔を見せて話した。

患者は入院翌日の面接のさなかに、家に帰って食事をしたいと言いながらも、ポツリと、「変になった。もともと変。変だから入れられたのか」と自問した。どの患者も病識がないとはいっても、この程度のいわゆる普通でない感じは持っている。強制しなくても患者が入院する根拠がここにもある。

とりあえず食事をとっていたので、服薬は急がせない方針をとった。

患者はその後、他患の食事まで食べてしまうとの苦情が給食から来た。注意すると似つかわしくない粗野な言葉で看護者をなじった。ポカリと看護者の頭を叩くこともあった。夜間は昼間と違って言葉は穏やかであったが、自室で寝ないでロビーのテーブルに寄りかかってうたた寝するか、片隅に佇んでいることがほとんどであった。そのため、薬の必要性を患者に言明してハロペリドールを注射した。次の日から自発的に他患と並んで服薬をするようになった。昼間は横になるか寝てすごし、夜も自室で寝た。注射は二回で止めた。(注10)

(注10) 多少の強制をもっと早くから強いても良かったのでは？ と言われそうである。しかし私は若い時と違ってこの程度の我慢は治療上必要と考えるようになっている。理由は二つ。ひとつは看護者に治療の導入に安直な方法を取らない姿勢を示して、限界をはかりながら忍耐してもらうことにあった。もうひとつは患者が入院環境に馴染むまでの時間が必要と判断したためである。彼女は夫を失ってから長く、その上五十歳をすぎた年齢で初めて入院したのであるから。

6

入院の合意を得るにはタイミング（間合いをはかること）が必要である。

〔症例C〕男性、幻覚妄想状態

がっしりした体格の若い男性であった。発病して五、六年で他の病院に三回の入院歴があった。深夜に突如、家族に暴言・暴行と家財の破壊行為など不穏・興奮状態となり、早朝警察官に伴われて東京都下の精神科救急を受診した。その日の昼に急きょ入院目的で来院した。私はまず腹ごしらえをしてから診察した。(注11) 彼は強い幻覚妄想状態にあった。ジアゼパム(diazepam)二五mgの静注とレボメプロマジン(levomepromazine)二五mg、ハロペリドール五mgの筋注を受けてきていたが、既にその効果は消失していた。彼は疲労や不眠の話題には乗らなかった。サリヴァン(H. S. Sullivan)のいう妄想的色調のもとに体験を断片的に語った。「超能力を使った治療を自分でやっている。入院は必要ない。安定剤を飲んで神経が麻痺して頭が回らない」などと薬物に不信感を持っていた。話を聞いているうちに、突然、大声で絶叫したが、それまでの衝動を抑えた話し方に戻った。「いま一番困っていることは」との質問に「栄養をつけさせればよい」と答えた。後で考えるとここに合意の糸口があったのだが、その時は気付かなかった。血圧を計り、胸部の診察と舌診・脈診をして疲れの蓄積を伝えたがかみ合わなかった。彼はいったん待合室に退避した。私は止めなかった。すぐに彼は病院前の売店に買物に出た。父親と私は離れて様子を観察した。待合室に戻ると、太いソーセージを食べはじめた。昨夜から何も食べていなかったのだ。この間に男子看護者を外来のナース詰所に待機させた。半分食べたところで診察室に誘った。病棟主任を陪席させ紹介した。彼は食べ続け、持ち込んだジュースがなくなった。差し出したコップ一杯の水を飲み、食べ終わるのを待って再度入院を勧めた。「くすりも注射も嫌だ、入院する必要はない」と言った。そこで栄養剤を提案した。「それはいい」と言うタイミングをとらえて、「じゃ、そうしよう」「病棟に行きますか」と聞くとあっさりと了承した。あっけなかった。病棟に案内した。服薬の合意は近いうちにしようと決めた。(注12) 看護詰所には彼の昼食が用意されていた。「食べますか」と尋ねると食べると答えた。彼の表情に一瞬の安堵感を見た。あらためて自己紹介をして、「よろしく」と握手した。補液をはじめると眠りにつき、たっぷり五、六時間は寝た。内服薬も処方したが、「一度だけ促して嫌がるようなら無理に飲ませないように」と主任に指示した。彼は目覚めてから薬を抵抗なく飲んだと報告を受けた。夜の回診時は起きていた。表情は緩んでいた。言葉を交わした。十時の看護課からの定時報告では再び寝ついたとのことだった。補液の一〇〇〇mlにハロペリドール一〇mgを加えた。私にとって初めての体験であった。

この日は外来が混んでいた。午後の患者は待合室で長時間待たされた。誰も文句を言わなかった。先生も大変ですねと慰労する人もいた。(注13)

(注11) 入院のための診察は腹を据えてかからねばならない。空腹では治療者は短気を起こすか、時間を早くきりあげようとする安易な説得に終始することになるだろう。結果は強引な入院を促すことになる。このケースは受診予定の連絡が入った時、病院に向かう直前に連絡をくれるように伝えてあったのだが、それがなく半ば突然正午にやってきた。外来患者を診ている最中であり、あわてさせられた。頭の切り替えは難しい。そのため患者が朝食抜きのうえに昼食もまだであり、空腹状態にあることは頭に浮かばなかった。説得がこじれなかったのは、せめて私自身が腹ごしらえをしたことと診察途中で水入り時間を作ったことが幸いした。日常の臨床場面ではしばしばあることである。

（注12）患者は、かつて眼球上転発作と「呂律がまわらない」体験をしていた。これも薬物不信の一因となっていた。入院の合意と同様に服薬の合意を得ることも重要である。ここでも常識といってよい治療者の態度が必要だが、後に譲ることにする。

（注13）美化するつもりはさらさらないが、精神科の患者は優しい。これまでも彼らの優しさと忍耐に救われた体験が再々ある。こんなときにも治療者の士気が鼓舞される。以前、転勤に際して退職を患者に伝えると、「頑張って下さい」「身体に気をつけて下さい」などと言われたことがある。立場が逆転して彼らに治療される自分を意識したが、それに似た感覚である。

7

一般に、分裂病者は入院時に瞬時に自分の将来を見通して、入院が永久に続くと感じてしまう人たちである。「死ぬまで病院にいるのか」と感じとる。「骨退院だと思った」と後に語った患者もいる。死んで骨になってようやく退院できるという意味である。われわれは、この絶望と孤独を汲み取っておくべきだろう。（注14）

（注14）大半の患者が自分の入院年月日をいつまでも正確に記憶していることは、われわれ臨床医のよく知るところである……これが何を意味するのか、駆け出し時代に感じた謎として私は分裂病者の七不思議の一つに挙げていた。私は数年前に入院体験があるが、いまでは入院した年を思い出すのにも苦労する……。彼らはこの特別な日を不安や恐怖、孤独のもとに繰り返し想起したことであろう。それは分裂

病という病の体験の象徴でもある。

患者が幻覚や妄想を語るにしても、その基底には不安、恐怖、孤独、絶望があると言って良いだろう。彼らのこのような心情をまずはじめに汲む姿勢が治療者に必要な条件である。この恐怖に比べたら、妄想や幻覚がいかほどのものであるか（H. S. Sullivan 文責在筆者）。分裂病治療の基本的標的は、不安、恐怖、孤独であって、決して幻覚妄想ではない（中井久夫）のである。

8

一方入院治療が終結して退院していく患者への対応はどうしたらよいだろうか。

私の場合は退院時に「とりあえずおめでとう」の一言[注15]と、患者には支持を、家族にはお願いをする。

「まずは家で一日一日を無事に安んじて過ごせればよい。身体のサインを目安にして生活すること。入院前までは気持ち（頭、心）に身体をつきあわせていたのだから、これからは身体を気持ち（頭、心）より優先し、身体のいうことをきいて逆らわないように」と話す。「薬は変更しないが、おそらく効きが良くなる」と予測しておく。「服薬を忘れたら気がついたときに飲むこと」。とりわけ家族には、患者の目の前で、彼の当面の過眠や昼寝、疲れ易さ、ゴロゴロ・ブラブラすることを承認してもらう。[注16] 退院者の最初の外来は原則的に一週間後とする。来院者は手帳にメモする。予定日に来ない患者は時期を見て連絡をとり状況を聞くが、何とかやれている人が多いので、今はかつてほどは深追いしない。

（注15）この一言は常識的であるが、「とりあえず」というのは、退院は療養の結果として当然のことであり、じつは退院後が大事だとの意味を含む。ほかにもいくつかの大切な一言がある。患者が外出や外泊に出かける前に、「行ってらっしゃい」と一言をかけることは、それ自体の力は弱いが、出先での事故を予防し自殺を思いとどまらせる作用があると思う。帰院時の「お帰りなさい」は、患者の無事を喜ぶ表現であり、気にかけていることのメッセージでもある。また面接や夜回診時の身体的な訴えや小問題を処理した際は、後日、「あれはどうなりましたか」と必ず聞くことが肝心だ。他医の馴染みの薄い、あるいは普段は寡黙な患者も情緒をこめて、「おかげさまで」とか「良くなりました」と率直に答えることが多い。処遇困難患者でも同様である。こういう小さな配慮が、治療にはけっこう重要なことである。

（注16）家族の協力はしばしば的外れになりやすい。家族が良かれと思う患者への対応はじつは圧力であることが多い。そのため私は具体的な例をあげて、その範囲内での協力を担当医のお願いとして伝える。外見上怠惰にみえる患者の日常生活を承認してもらうことは、そういう生活に負い目を感じている患者を焦らせなくする。これが家族に期待できる最大の協力であると考えている。

9

退院後の患者の生活が治療者の頭に思い浮かばなかったり、退院後のコンプライアンスが維持できない時に退院を決めるのは無茶というものである。数カ月以内に再入院してくるケースは、ほぼ、そのような退院の決め方によるといっても過言でないだろう。それまでの入院期間や体験が無駄になるうえに病像が混沌化し、その後の回復が停滞する契機になることもある。そして家族も消耗する。

10

患者に治療者の連絡先を教えることは議論の余地があろう。

治療者にはいろいろなタイプと個人的に家庭の事情があり、患者には自宅の住所・電話番号を秘密にしている人が多い。その人たちは緊急時の連絡先として病院や大学の医局を選ぶようだ。

私は、原則として尋ねられたら自宅の住所・電話番号を教えることにしている。こちらから教えることもあるが、すでに患者の方で調べて知っている場合も多い。彼らの情報網は予想以上に広いので、私の外来患者はほぼ全員が知っていると思われるが、たいがい病院の勤務時間内に連絡してくる。経験的には、分裂病者からの休日や深夜の「迷惑電話」は皆無に近いと言って良いくらいである。境界例の人でも事情は同じである。(注17) 実際、患者が自宅に電話してくるのは緊急の用件がある場合だけである。そんな時でも常識的に許される範囲の時間帯を選んで、申し訳なさそうに話すのが通例である。例外的に、一人だけ外来難症例の患者が面接の延長のような電話をしてくることがあった。せいぜい一年に数回程度であったが、彼も時間だけは選んでいたフシがある。今までのところ、電話で「もう懲りごり」という体験はない。分裂病者はふつうは実に気遣いの人であると思う。

(注17) 境界例の人に電話で悩まされて懲りごりした体験を持つ複数の治療者（臨床心理士に多いようだが、これには事情があって気の毒に感じることがある。詳しくはここでは書かない）が身近にいる。私

の場合は境界例の治療経験はごく少ない。彼らは大学病院や公的な大病院を受診し、私立の精神科に初診で来院することは滅多にないからである。

それでも紹介されて数年間担当した境界例の女性がいた。地方の病院に転勤することになり、信頼する先生に治療をお願いした。ある日の夜十一時頃、転勤先の住居に彼女から電話がきた。私の帰宅が遅いことを留守番電話の作動で知っていたらしい。番号は誰かから聞いていたのであろう。内容は、今の主治医に連絡したいことがあるが電話番号を教えてもらえないので何とかして欲しいとのことだった。仲介して主治医に連絡をとり、メッセージを伝えた。後日短いお礼の電話があった。忘れた頃にもう一度電話がきた。早朝であった。受話器をとると「先生いらっしゃったのですか」とオロオロした。「別に大した用事はなく近況報告をしようと思ったんです」という。留守番電話に録音するつもりだったらしいことが恐縮した語調から明らかに感じとられた。遠慮がちに手短かな報告をして、最後に早朝の電話を詫びて終わった。私はこの人が順調に回復していることを確信した。

以後、年賀状は頂いたが電話はない。

11

われわれの治療行為は特殊なものではない。病者の苦悩や苦痛を別次元のものとせず、その軽減や排除を優先的に心がけることが大切であると思う。やってよいことから始め、できることから解決を図るのが後の治療の展開を円滑にするだろう。(注18)

そして一貫した共感的な態度が必要であると思う。分裂病者は兆しに過敏な人である。面接時の治療者の表情や音調の変化にじつに敏感である。(注19) したがって治療者は自らの健康状態に気を払うべきである。患者に余分な気遣いをさせないことが大切だ。

「治そうとすると治るものも治らない」と言われるが、「治そうとする」気負いは功名心に逸《はや》るか野心的な医師にみられることかもしれない。病院勤務医は患者を目前にして、なんとかせねばという職業的意識はあるが、さしあたりそのようなことを意識していては勤まらない。患者を「欲望」(注20)の対象にする暇はない。むしろかつて「欲望の対象」になった、再起困難な患者を少なからず担当して診ているのが現状である。もっとも、その気がない（治す気がない）か、疲れているか、あるいは悲観的な医師もおおいに困りものである。こういう医師と精神科治療の共同作業をする看護者や心理士、PSWや医療の現場を支えている人たちは、その姿勢をすばやく察知してほぼ当てにしなくなる。本人は意識しなくても、気のなさ（士気の低さ）は言葉や態度の端々に反映され、確実に察知されるのである。患者もそうだが、その人たちの医師をみる目は厳しい。結果的に彼らの重要な情報は医師に伝達されなくなり、むなしく記録に埋もれてしまうのがオチである。われわれは、せめてそうならないようにスタッフの情報に耳を傾け、同僚と共に自らの士気を維持していく努力が欠かせないだろう。

（注18）一般に、人は難しい問題に注目してそこから手をつけ、日常的な現象や事柄には注意を払わない傾向がある。しかし一見些細な、ありきたりなことに問題解決のヒントがあることも少なくない。分裂病の治療でも同様だと思う。(文献16) もっとも、その眼差しがなければ見ていても観ないものであるが……。

（注19）サリヴァンのいうところの「verbal psychotherapy はない、あるのは vocal psychotherapy だ」

というのは、私にとってもまさに実感である。昔、カーテン越しに他の複数医師の診察ぶりを聞くとはなしに聞いたことがある。診察している医師のその日の体調や良い診察は音調で容易に判断できた。

（注20）一般に、治療者には患者の回復を願う素朴な治療意欲があり、患者の病気を理解し、気持ちを汲むために診察をする。「欲望」とは、治療者が己の学問的興味を満たすためとか、ときには功名心や立身出世のために患者を利用する野望のことである。その対象になった患者はしばしば侵襲的でストレスフルな診察を受け、再起不能な抜け殻状態に陥ることがある。予後ははかばかしくない。

治療と研究の両立は医学の課題である。だが、研究が治療に優先するとしたら治療者の責任は非常に重大である。

第2章
新米精神科医時代の体験から学んだこと

1

重複を恐れず、私の駆け出し時代を敢えてもう少し書いておく。

私は入院時初診の陪席医だった。患者は幻聴と妄想気分を主症状とする初発の若い男性だった。彼は一カ月後には退院したが、三カ月後に再入院をした。こんどは半年間だった。たまたま彼を病棟で見て驚いた。長期間入院している停滞した慢性患者とまったく見分けがつかなくなっていた。すでに慢性分裂病者の表情であった。容易に短期間で慢性化することに衝撃をうけた。患者の急速な慢性患者化は病型や病勢の進行によるものとは何か違っているようであった。カルテにはドイツ語の専門用語が列記してあった。しかし患者の苦悩・苦渋など情緒レベルの共感や個人的な出来事としての履歴は記載されていなかった。(注1)これは当時の標準化された記載方法で、解剖学のターミノロジーを覚えるように駆け出しの精神科医は皆覚えたものであった。治療のターゲットは症状レベルにあり、症状に関する問診が繰り返されていた。面接がすすんでからも、病棟での患者の硬い表情や身体つき、重々しい歩き方などの主な外見は変わることがなかった。不安や緊張がほぐれず、くつろいだ様子が見られなかった。症状が消失してもこの状態は続いた。それでも患者は退院していった。(注2) 病的体験の消腿を退院決定の目安とすることが一般的であった。この辺の事情は変わっただろうか。ひょっとすると今も同じところがあるのではないか。ドイツ語の状態像記載が米国やWHOの診断基準に代わっただけで、あれは統計や研究のための基準なのだが……。

一般に再入院してきた患者および初回入院のまま退院できないでいる患者を観察すると、同じような治療を受け、その後の経過も似ていることが分かった。

治療を別の方法で初めからやり直せるならば、患者はまるで違った経過を辿ったのではないか(注3)、再入院を少なくするか、しなくてすむような治療のやり方があるかも知れないと、ふと思った。

再発は必ずしも分裂病という病の必然ではないと考えてみてはどうかとも思った。

（注1） 当時まだ主流であった現象学的記述精神医学である。私は馴染めなかった。患者の病を対岸の火事として見ているような隔たりを感じた。感覚的印象は医学を科学から遠ざけるものだと言われるかも知れないが、患者に冷たい、治療から遠い精神医学であると思った。妄想や幻覚に関心が寄せられ、いつも診察時の中心的な話題となっていた。妄想を聞き出すことに熱心でありすぎた。聞かれていた多くの患者は、後に古典的な妄想患者になって今も入院している。

病歴を読んでも、「患者が何故この時期に病気にならざるをえなかったのか」「一体、何があって病気になったのか」という疑問は問題性が与えられず、答えに近づくような診察内容は見いだせなかった。発病に至るまでの患者の苦悩を汲む姿勢があってよいのでないか。精神病の本質が解明されなくても患者の苦悩を理解すること、理解しようと努めることはできる。ここに治療と看護の原点があるはずである。

現象学的精神医学が精神病を知ろうとして、少数の興味ある患者だけを検事調書の作成にも似たレベルで診て、あとは個室に閉じ込もって思索する学問であると思った。かりに、治療する医学・臨床医学でないとすれば、事態への責任をまぬかれないだろう。

私は、精神医療が異議申し立てを受けた一九六〇年代に学生時代をすごした。時代の影響を受けて既成の精神科の治療や大学の医局構造、権威主義などを疎ましく思っていた。当時の偉い先生たちの汚れを見聞していたので、その人たちの書いたものは少しも信用する気持ちになれなかった。卒業して最初の一年間、ある私立精神病院でいわゆるアルバイトをした。入院患者は劣悪な環境におかれていた。大学の精神科で指導的立場にある先生たちは実状を見て見ないふりをしているか、関心がないか、そのような病院から特権的な待遇を受けていた。私が大学で学んだ精神医学を素直に受け入れなかった一因である。

（注2）この患者の三回目の入院は一年後であった。調べてみると、現在までに十一回の入院歴があることが判った。退院していた期間は半年以内が最も多く、はじめの九年間で七回入院していた。その後入院期間が長くなり、三〜四年であった。二十二年間の経過で退院して家庭にいたのは通算で僅か六年だった。それも家族の熱意と経済的裕福さによってできたことだった。

早い退院が悪いというのではない。ただ、病的体験とよばれている症状が消失すれば、それで良いというのでもないのである。患者が萎縮・硬化しないで十分にほぐれていることが退院の条件のひとつであると思う。それには発病初期の治療が特に大切だ。

この患者をもとに分裂病者の経過を一般化しないでほしい。このような経過を辿らないですむ治療を目指して、実践することに本論の主要なテーマがある。

（注3）具体的な治療の方法としてのイメージがあったわけではない。ただ治療者と患者の関係が対等でなく、医者が患者よりも高いところにいて、患者側の苦痛や苦悩に視点がおかれていない治療には改善の余地があり、それを改善するだけでも患者の経過が変わるのではないかと感じていただけのことである。

2

一九七〇年代は私のいた単科精神病院にも、大学やその周辺機関から紹介されて、おおぜいの初発や病歴の短い人たちが入院してきただけに比較的短期で退院してゆく患者が多くいた。そして退院患者の中には、外来に定着し安定した治療関係が維持されている人たちがいた。その一方で、短期間に再発・再々発して慢性化していく人も少なからずいた。発病してからほぼ三年までに病状が安定しない患者はその後の回復がつまずきがちであるというのが私の感触であった。(注4) 回復に数倍の困難さが伴った。現在まで入院している人もいる。

どういうアプローチが回復につながるのかと私は考えた。(注5) すでに入院中の患者の様態や経過からみて違いがあるようであった。(注6)様々な患者に混じって、寡黙だが硬さがなく、終日ゴロゴロして静かにすごす患者や入院初期の興奮状態がいつのまにか治まっていて、くったくなく自室で横臥している患者は、そのうち、夜の回診で彼らを病室でみかけなくなった。気がついたときはすでに退院していたのだった。このような患者の経過とその主治医のアプローチに注目してみた。

(注4) おそらく良い治療者は三年以内に治療を安定させている。三年をこえると回復しないと言うのではない。患者個人の病気の特性によるものもある。しかし現実は、治療者・患者・家族の関係がこじれていて、その間に派生的に新たな問題が生じ、そもそもの病の幹が見えなくなるほどに病の枝葉がふえている場合が多く、関係の整理と枝葉を払うのに時間がかかるのである。時には幹より枝の方が大きくなっていて、どこから手をつけたらよいか分からないケースもある。長期間回復が停滞している患者の大半に認められることだ。初期治療の重要性はいうまでもないが、治療者は二次的な問題の発生を少なくする治療を心がける必要がある。治療行為自体が問題発生源になる性質を内包しているのである。

(注5) ある精神科医の待合室は概して賑やかで、患者間の会話が年齢差をこえて活発である。会話に参加しない聞き役がいる。おしゃべりグループから離れている人もいるがうるさがらない。事務や薬局の職員との会話量が圧倒的に多い。時には軽口をたたく。待合室は前思春期的雰囲気に満ちていた。一般科の待合室ときわだって対照的であった。わりあい皆、表情が豊かであり、理屈っぽいが、いわゆる〝へ理屈〟ではない。実に言いにくいことを言うので、人によっては無遠慮とみなしたかも知れない。しかしそんな発言は社会の対人場面では、日常的になされていることであり、逸脱したものではなかっ

た。言う権利が保証されていたのであろう。治療者の開かれた態度が前提にあったためと思う。卑屈さがなく、硬く構えて萎縮している患者を目にした記憶がない。彼らは仲間の診察が終わるのを待って、誘いあってコーヒーを飲みに喫茶店に行ったり、ラーメンを食べに行った。仲間は流動的に変わった。気のすすまない時は断わる人がいた（拒絶能力）。外来日だけの付き合いのほかに、小グループで遊びに出かけるとも聞いた。外来に出入りする職員たちはその医師の患者を、とりわけ「色々細かいことを言うけど、生き生きしている」として容易に判別していた。

この医師は後に転勤した。私は彼の担当患者を数人引き継いだ。患者は肩肘の張らない柔和な人たちであった。治療的布石が何個も置かれていた。あっちがダメならこっちがある、こっちがダメならそっちがあるという柔軟さがあった。硬直したり、萎縮した態度がないのが共通の特徴であった。治療はやりやすかった。この医師の患者は、私が担当していない人でも、いまでも表情や物腰から一目で判別できる。直感的な判断だけでは決してない。彼らには世界の広さ、たいがいの話題に乗れる懐の広さがある。皆、発病後二十年以上経過しているが、それぞれの能力に見合った仕事に就いているか、自適の生活をしていることに驚かされる。家庭での位置が確立していて容認されている。彼らは自分の限界を知っていて無理をしていない。薬は随時服用ですんでいるようだ。分裂病者に「人格水準の低下」「欠陥」という専門用語を不用意に使うことは慎みたいと考える所以である。廃語にしてよいと思うほどだ。私自身の分裂病治療の経験での実感でもある。

（注6）一般に患者は主治医のカラー（治療特性・姿勢、哲学、人そのもの）に染まって当然である。病歴の長い人に特に顕著に見られる。大半の患者の経過は、分裂病という病の特異性や患者個人の特性によるものではなく、主治医にほぼ規定されていると言えるほどである。主治医は程度の差はあれ、患者

にカラーを残す。透明に近いのが望ましいだろう。強度のカラーは消去不能で、きわめて侵襲的である。治療者が患者の生死をふくめた人生を支配することになりかねない。治療者の「欲望の対象」になったり、過度にインテンシィブな治療を受けた人にみられる――大学や公的機関の高い地位にいる先生たちが若いときに診た患者の後年の姿であることもある。反対にカラーに染まることのない患者も少数だがいる。この人たちは梃子でも動かない硬さを持つか、侵されまいとする鉄の意志を持つか（そうすることで治療者あるいは諸々の他者から自分を防衛せざるをえない履歴があったか、治療者が彼らに治療的影響力を持てなかった証拠でもあるだろう。頻回な治療者交代も同様だ）、慢性的に士気の低い治療者に長い間担当されている人たちである（患者も士気が低下するという意味でカラーに染まっている）。

われわれが治療に関与した時点から、すでに分裂病の過程は患者と医師の合作となるのであり、「生《なま》」の分裂病の経過というものはないと思う。治療は常に絶対の善ではなく、悪をなす場合もある。治療を受けなくて良かったと思われる人、治療の大義のもとにむなしく精神病院で一生を終える患者もいる。

病棟医制をとるシステムの病院では、患者が染まるのは医師のカラーというよりも、病院のカラーであるかも知れない。回復の段階に応じて病棟と担当医が変わるので、ひとりの医師が一貫して患者の入院から退院までの全経過に関与できないからである。もっとも、治療水準が平均化されて大きなミスが起こりにくい利点はある。だが治療者の関与は横断的にならざるをえない。

3

私の主な関心は、再発率を低くする治療のコツ（技術）と、入院患者が滑らかで徐々に回復してゆく治療の実態を知ることにあった。もっぱら日常の目の前で行なわれている先輩医師の診療のなかにヒントを求めた。専門書を読んで学ぶよりも治療現場とその背景を自分で観察する方がはるかに理解しやすかった。目で見たことは専門書の知識よりも実感を伴う切実さとインパクトがあって当然であった。(注7)

当時の感想を参考にし、その後の、主に閉鎖病棟で分裂病者の入院時から退院後の外来治療まで継続して診てきた私なりの経験を加味して、再発や慢性化、医原性二次障害を少なくする治療をめざす上で必要だと思うことに以下のようなものがある。

○治療上のタイムテーブル（time table）を意識的にゆるやかにする
○治療過程の時間はそのスケール（scale）を長めに設定する
○患者の焦りにのらない
○押し問答にならない面接を心掛ける
○患者のもっともな言い分に耳を傾ける
○対応や処遇の困難をパワーで解決しない
○安易に患者（病理）をわかったと思わない

○外泊や外出を安請け合いしない
○回復（退院）の判断にはタイムラグ（time lag）を置き、退院をはやまらない
○家族を叱らない
○患者が持っている能力以上のものを引きだそうとしない、求めない
○患者の嫌がる治療はしない
○治療という名目で患者と家族の弱みにつけこまない
○禁欲的であること（聞きすぎないこと、過剰な興味を持たないこと）

私はこれらを治療上の常識と考えている。（注8）平凡な事柄である。地道に継続する努力と気の長さがいるだろう。開放病棟の治療でも同じことであり、既に慢性化が進んだ病態にある患者に対しても例外ではない。

（注7）一般に、目でみたことは疑いようがないが、講演や文章には「かけ値」があるかもしれない。
（注8）他にも多々あるが、列挙するだけでは何の意味もない。実践しなければ単なる題目に過ぎない。

第3章

電撃療法のこと

ここでは、とり急ぎ電撃治療について言及しておく必要がある。

昨今は早期治療・早期回復が社会からの要請としてあるが、それにしても、治療を急ぎすぎる傾向があるようだ。私の発言は漫然とした長期入院を正当化するものではない。少なくとも前章で述べたことがセットになってはじめて意味があるのである。急速鎮静をめざすあまり、電撃治療が一部の治療機関で頻回に行なわれている。これはどういう事態であるか、その結果何がもたらされるのか。

1

世界的に再び電撃療法の流行の兆しがみられる。(注1) 米国で許されることは日本でも許されるという風潮がある。わが国では救急病院を中心に一部の大学でも行なわれていると仄聞する。(注2) ある救急病院では年間数百の単位であるという。救急患者のとりあえずの鎮静や自殺企図防止が目的であると推測される。実際、救急病院は多忙である。自殺念慮の強い患者は困りものである。
ある学会で若手の精神病理学者が、「劇的に効いた人が二人います。実によく効きました」と言うのを直接聞いたこともある。[注3]うつ病者が対象であったように思う。自殺念慮が強いうつ病患者に対しては大幅に譲歩して留保の必要を認めないわけでない。しかし実状は有効な治療法がないのではなく、薬物や精神療法などで何とかなっている。抗うつ剤が最も開発・進歩のめざましい薬物であることを考え合わせれば、一概に治療困難とはいえないだろう。現に私の信頼する先生たちは精神療法と抗うつ剤の併用で治療している。自殺されたケースは聞いていない。

一方、分裂病者に対しては電撃治療による急速で一時的な病的体験の消失は治療学的に何の意味もないと思う。また分裂病者の自殺念慮には本質的に無効であり、回復の過程を歪めるものである。分裂病という病を理解していれば、分裂病者の回復過程を考慮しない一時しのぎの手段であり、治療的連続性がない点において、電撃は本道の治療といえないのではないか。このことは治療者が抱く分裂病者の回復像・回復のあり方と密接な関連があるだろう。「分裂病の回復とは」は一九九一年の精神病理学会のテーマであった。四人の演者と一人の指定討論者が「回復」について症例を挙げて語っている。それぞれのよってたつ治療観と同様に患者の回復像はかなり異なっていた。どれが良いかという類の問題ではないだろう。しかし私にはどのような回復でも良いと必ずしも思えない。回復の過程において、マインドに自由度の高さと柔軟さを失わせないこと、身体もふくめての意味で萎縮させないことが、いっそうの回復を育むために、今後も変わることのない必要最小限の条件であると考えている。この観点からも電撃治療は決定的に治療に値しないと思う。個々の患者の心情を理解しようとする地味な努力や支持が重要であるにもかかわらず、現実はどうも違う方向に流れているようだ。急速鎮静や見かけの回復を求めすぎて、患者の個別性・個人性が再び軽視されつつある。

これには精神医学を内科や外科などを代表とする一般科なみの客観的、科学的学問に近づけようとする時代の風潮や要請と関係があるだろう。今や精神医学は多様性と曖昧さに耐えられない時代なのである。そのため精神病を世界的な共通言語と診断のもとに語ろうとする診断基準ＤＳＭ－Ⅳに象徴されるように、操作的な統計処理を使う計量精神医学によって個別性よりも平準化された一般性が優先される。生物学的研究や疫学的研究の興隆が求めたものでもあるだろう。その一方で精神療法の有効性や思弁に傾斜しがちな精神病理学に対して精神医学が限界を感じ始めた苛立ちがあるかもしれない。同時に、個別性に応じた治療は不経済だという認識が背景にあるように思う。

精神科医療には、たとえば内科のように、診断が決まれば医師のキャリア・技術に関係なく治療方針がほとんど同じになるという共通の定式（公式）のようなものがない、と考えられがちである。これも電撃治療が復活したことの一因であろう。しかし実際は前章で述べたように定式がないのではない。治療の定式のひとつに、「ゆるやかな鎮静をめざす」ことがある。それは後の治療を円滑にさせる。反対に、強引な急速鎮静は前の状態と落差が大きく、患者は戸惑い困惑する。その後の回復過程が屈折したものになりやすい。治療と闘う患者が生まれることもある。一方治療者は安堵し、油断して手をぬき、重要な兆候を見逃しやすくなる。こんな時に思わぬ展開や事故が起こることが少なくない。

中井久夫は「多くの事象は勾配に依存し、絶対値にはそれほど依存しない。たとえば、病的過程といわれるものの発現とか薬物の与薬量とか。至適勾配がある。急速減圧、急速加圧は微分回路的認知がフォローし切れないというために有害なのである」という。また笠原嘉の同様の指摘もある。自殺の危険性が高まるのも事実だ。

治療は患者と治療者の共同作業であるべきである。性急でない鎮静の過程における治療者の現前、言語的関与（沈黙をふくむ）、身体看護にこそ重要な治療的意義があると思う。それが精神科治療なのだ。電撃を批判する根拠のひとつである。

むろん早期治療に異議はない。それが早期回復や早期退院として稔ることは確かにある。だが、やみくもに回復を早めようとすることは危険である。治療者の患者への早期回復・早期退院の圧力はきめ細かな治療を遠くする。再発や慢性化をもたらす要因になるかもしれない。

一般に、分裂病者がいわゆる発病に至るまでに、少なく見積もっても年の単位で長期の経過が先行（潜行）しているだろう。それを短期間で治そうという試みは過重な負荷を強いることになる。われわれの仕事は気の長いものだ。再発を防ぐためには長期にわたる細心の注意と関与が必要である。回復に要する時間と予後は初期治療のあり方で大幅に変動する。電撃は治療や回復に必要な円滑な流れを阻害する。

繰り返しになるが、現状は性急でありすぎる。電撃治療の流行はその現れであると思う。私は患者の経過や予後の面で危機を予感する。

（注1）わが国は常に欧米の精神医療をモデルにしてきたわけだが、今日でも発表や論文がある種の過剰

な欧米コンプレックスのもとに語られていると感じる。電撃の再輸入においても、欧米が認めた治療法はすべて良しとして無批判に採用している感がある。欧米に留学しているわが国の精神科医の報告は、現地のショウウィンドウのように華やかで先進的な医療の紹介に偏りすぎている。ふつうに行なわれている精神医療の実状を詳しく知りたい。かの地の平均的医療レベルはいかほどのものか、そのレベルがわが国とどの程度の差があるのか。わが国でのきめ細かな治療が電撃に頼らざるをえない状況にあると思えない。

米国のふつうの病院精神医療では、医師は薬を処方するだけの存在であり、精神療法は看護者やパラメディカルの人たちがしていると聞く。そのような背景のもとで、医師の精神科医療に対する無力感をかりそめにも一掃するものとして、電撃が再度発想されたのではないかという疑問をもつ。

（注2）特に最近は乱用に近いかたちで電撃が行なわれていると聞く。「電気けいれん療法」関係の本が翻訳出版されている。電撃療法に関する論文が増えている。

救急病院では患者を速やかに鎮静することが優先される。入院期間が限定されているため、患者との関係は後方病院に送り出すまでの一時的なものである。その後の患者に関与することがないために電撃のその後の影響を考慮しないですむだろう。しかし、われわれ私立精神病院に勤務する医師は、患者と長く付き合わねばならない。治療手段としての電撃に慎重にならざるをえない。回復を歪める可能性があるものは採用しない。

（注3）何を指標にしてよく効いたというのだろうか。自殺念慮の消失か？　五〜十年以上のタイムスパンでの観察が必要でないか。

2

精神科の治療は行き詰まっているのだろうか。ほかに打つ手はないのか。精神生理学の発展は虚妄だったのか。薬物・精神療法は無効なのか。電撃は脳細胞を破壊しないという報告は真実か。無けいれん性電撃の発想自体が、そもそもの危険性を自認するためでないか。電撃治療を肯定する根拠として、分裂病者の幻覚妄想や精神運動状態は患者にとって苦痛なことだから早期に解消することが治療的なのであり、麻酔して恐怖を感じさせなければ有効な治療法だという見解がある。しかし、急速鎮静は体験に空白を作り、自然治癒力の発動に影響を及ぼす。また臨床の場で治療者と患者本人との問に治療の合意がなされない可能性が高い。ここに重大な問題がある。患者やその家族は弱い立場にある。他に治療法がないと言われたら、家族はしぶしぶ了承するだろう。(注4) 患者はどうか。治療内容の説明を受けて納得するだろうか。「興奮・錯乱患者に説明しても無駄だ」というような意見は精神科医自らの arzten 性（医師たらんとする心性）に欠けるものだと思う。自分自身が受けたくない治療は患者も受けたくないと考えて良いはずだ。

かりに百歩譲って電撃を認めるとしても、心配なことは、放置すれば適応は必ず拡大されるというのが歴史の教えるところであり、人は安易な方法に流されやすいことにある。現にすでにその兆候がみられている。(注5)

目を閉じる度に電気をかけられる時の恐ろしい光景が浮かんでくると言う初老の患者がいる。二十〜三十年も昔の恐怖体験を生々しく語った言葉を私は思い出す。(注6)

（注4）これは患者の弱みにつけ込む医者の常套手段だ。
（注5）すでにアノレキシア（拒食症）患者に電撃が行なわれ、難症患者にも試みられようとしていると聞く。電撃の適応拡大は想像を絶するほどに流行しているのであろうか。
（注6）六〇〜七〇年代になされた電撃治療批判が不十分だったと考える。あえて警告したい。後になって電撃が器質的障害やほかの何らかの障害を惹起すると証明されたときに備え、電撃を治療手段としている医師は今からおのれの出処進退を考えておくべきだと思う。「みんなでやれば恐くない」とは言えまい。

電撃療法について、中井は『みすず　異常心理学講座九巻　治療学』の「分裂病の精神療法——個人的回顧と展望」において、穏やかに批判している。「電撃療法は、患者にとってはおのれの回復の筋道を辿り直しにくい点で、薬物療法よりもさらに精神療法から遠い。ことに、陽性転移感情の存在下では、ゼウス的処罰の意味を持ちうると私は思う」。

3

初発時に電撃療法を受けた症例を提示する。

〔症例D〕男性、緊張型分裂病

両親健在。O県で生まれる。地元の高校を卒業し、東京のA大学に進学した。アパート生活をしていたある年の春、路上を下着一枚で走っているところを警察に保護され、様子がおかしいということでN病院外来を受診後、入院となった。

その後患者は郷里に帰って地元の病院を受診した。持参した紹介状には、「患者は入院時は幻覚妄想状態で、緊張した表情で言動はまとまりがない。態度は拒絶的で時に治療者を見下したような表情をする。はっきりした幻聴はないが、様々な観念が浮かんでくる状態。被害感、自己不全感、癌ではないかという心気的傾向が認められた。治療開始後も言動がまとまらず女性患者に抱きついたりするため薬を増量した。しかし相変わらず落ち着かず、病識なく退院要求が執拗で、他患との喧嘩の危険が絶えなかったので、電撃療法を五回施行。効果は著明で一時病的体験はほとんど消失した。ところが、翌月中旬頃より多幸的、軽薄となり、『今とても気分がいい、早く退院して仕事を捜したい』などと再び退院要求が強まり、言動のまとまりもなくなり、内的体験が活発化している様子である」とあった。患者は表情がやや仮面的で顔色は良好とはいえなかったが、話を注意深く聞くと内容にまとまりがあった。表現は豊かで穏やかに応答した。「いまは朝の太陽を見ることがうれしい、一日一日生きていられるのがうれしい」という。一方、「今も頭がいっぱい、余裕がない」と認め、「入院して静養し頭を休めたい」と自ら入院を希望した。入院してまもなく退院を要求したが、入院継続の説得はあっさり受け入れた。(注7) 数カ月して退院となった。その後復学して無事に卒業した。しかし、外来通院を続けて二年経過しても、表情にしまりがなく弛緩したままであった。入院中の口の悪い若い女性患者が外来に通う彼を見かけるたびに、「いつも口を開けている」と評した。それは本人も自覚していた。就職の準備をしながら活動的に過ごしたが、活動性と顔つきが不釣り合いであった。器質性疾患者のような表情であった。生活リズムもいっこうに安定しなかった。実際、彼は定形的な回復の過程をたどらず、他の外来患者と明らかに違っていた。

初発で病歴の短い患者がこうした回復状態にいることは経験的に稀である。私はこれを電撃治療の影響と考える。この症例だけでなく、二十年前にうけた電撃治療によると思われるセネストパティー（体感幻覚）の分裂病者もいる。(注8)

いずれにせよこの患者は、「治療者を見下している」「言動がまとまらず、女性患者に抱きついたりする」「病識がなく、退院要求が執拗」「多幸的で浅薄」「他患との喧嘩の危険」(注9)などの理由で電撃治療を受けている。このケースだけが例外的に電撃を受けたのでないとすれば、あまりにも安易にすぎると思う。たとえ電撃の回数が少なくても免責されることではない。

（注7）一般に退院要求の繰り返しは病識の欠如と関係がない。そこには一生退院できないかもしれないという不安が存在していることに気付くべきだ。面接でこの不安を話題にし、受けとめることによって患者の退院要求は消失した。

（注8）この患者は執拗というよりも粘着的に症状を訴えた。他にも脳波で両側側頭部に鋭波が認められ、持続的心気症状を主訴としたセネストパティー患者がいた。

（注9）彼は治療者を見下しはしなかった。病感は認めた。多幸性はまもなくなくなり、決して浅薄ではなかった。全経過中に、喧嘩は一度もなかった。投薬量は半分以下で十分であった。見下されていると思うならば、まず治療者自身がおのれの姿勢を反省すべきだ。治療者はむろん患者以上ではないし、まあ以下でもないであろう。しかし、病者の人格を尊重しない突き放した態度や病者をいたましいと思う

気持ちがみられないのはどうしたものか。

4

自分がやらなければそれでいいじゃないかという意見もあるだろう。しかし私は精神科医療のあり方にこだわり続けたい。一九六〇年代は世界的に学生運動が勃発した時代であり、若い世代が社会に「異議申し立て」をした。私もその時代を生き、格別のイデオロギーをもたない告発者のひとりであった。学園紛争が終焉する最後の年の学生であった。世に悪をなしたわけではない。変節する理由もなかった。いつまでも医師、精神病院、病、患者、家族、人間の心、社会、文化などを問い続けていたい。「人間の顔をした医療」をめざしたい。精神医療は批判の対象にされる程度に改善してきたと確かに言えるが、まだまだ楽観できないのである。患者が病院でうける処遇にはいつも関心を持ち続けたいものである。患者の人権が尊重されるようになったというのは表側であって、実質は未だ大きくは前進していない面が多いと思う。精神科の偉い先生たちにも精神病院のフロントラインの治療やシステムを知って欲しいと願っている。(注10)

（注10）さすがに近年は精神医療の体験が大学精神医療に限られた大学アカデミズム一辺倒の先生は少なくなっている。しかし精神病院医療の実状にも関心を寄せて、その改善に努力する人はまだまだ少数である。

ある大学では、教室の医師を一、二年で関連病院をローテートさせるシステムをとっている。これは問題だ。主治医（病棟医であっても）が短期間で代わるのは、関係作りができた頃に転出することになる。とくに分裂病圏の患者には不幸なことだと思う。

やや話を飛躍させたい。大学の精神科のトップにいる先生で、若い時に精神病院に常勤として腰を据えて臨床にかかわり、患者の発病・入院時から回復後の経過まで長期に縦断的に関与したことのある人は例外的に少数である。大学の先生は精神病院に勤めても、短期間で移動するので、担当した患者の長期予後を知らないことが多いと思う。これでは己の治療が適切なものだったか、分からないであろう。一般の精神病院の患者との関係はその程度の軽いもので良いと考えないで頂きたい。大学の病棟や外来で縦断的な治療を体験している先生もいるが、実状は少ないだろう。大学のシステムの都合で困難だからである。担当患者の中・長期予後も知らずに病理を論じることは的のはずれたものにならないか。

5

私は一九六九年に精神科医になり、最初の一年間だけ、都下の私立精神病院でいわゆるアルバイトをした。そこで上司の指示により、若い男性患者に数回の電撃治療を行なった体験がある。心気的傾向のある患者だった。治療の意図は知らされなかった。二十四年経った今でも、電撃治療を行なった後に残った釈然としない気持ち、無力感、患者の表情を忘れることはできない。一九七〇年から勤めている現病院は当時から電撃治療を行なっていない。指導的立場にいた生理学者・故遠藤四郎先生の見識であり、他の先輩医師たちも同じだった。実際、私も真に必要と感じた症例に出会っていない。

主に薬物との比較において、電撃を治療手段として行なわない理由は、中井久夫によって語り尽くされている（「分裂病の身体症状について」『精神科治療学』八巻三号、一九九三年）。

①服薬は合意が可能であり、飲んだ後の感覚や飲み心地を共通の話題にすること自体が治療的である。治療者と患者の両者の間で服薬後の身体や頭の中の感覚を情報として交換できる。患者と治療者もそれで進歩することができる。サリヴァンの言う身体感覚を意識に上らせることは有用なことである。副作用でさえも、適切に対処することで信頼関係を築くことができる。しかし電撃は合意が困難である。患者や家族の弱みにつけこむ行為になりやすい。また電撃は悉無律に従い、かつ患者からのフィードバックは通常ない。

②服薬はそれ自体が体験であり、しばしば好ましい体験であり、関与的に観察できる。電撃は体験となりえない。

③患者が自ら服薬することで治療への積極的参加が期待できる。電撃には期待できない。

④電撃は体験の連続性の破断である。この点で薬物と決定的に異なる。

ある患者は、種々の治療体験のなかで電撃治療については、何故受けたのか、前後の記憶がまったく途絶えていて思い起こすことができないと不安そうに語る。まさに、体験の空白である。それが恐怖となっても不思議でないだろう。

⑤薬物は絵画を変えないという点で人格の深部を変えないが、電撃についてはこの点に疑問がある。てんかん発作の前後で絵画はいちじるしく変化し、かつ元に戻らないことが、少なくとも二例あった。絵画の様式変貌 Stilwandel が起こった。

⑥電撃は精神科医の人格に影響を与える。関与する看護士、看護婦も同様である。
⑦薬物は、当人および家族に治療への参加感を与える。電撃は彼らを蚊帳の外に置く。

6

最後に、医師も看護者も電撃嗜癖に陥りやすいことを指摘しておきたい。「電気やりましょう、電気を」とスタッフの間で囁かれることがしばしばあると聞く。私のアルバイト時代の経験では電撃を行なう治療スタッフは無機質で、無感覚の印象があった。興奮・不穏患者に対して忍耐の閾値が低下していた。スタッフの少なさも関係していただろう。時には懲罰的に行なわれ、多くの患者はおびえていた。今ではないと信じたいが……。

第4章
病棟・患者・看護スタッフ・医師のこと

1

病棟の患者の中には、自明のこととして病院を終生の住処と決めている人がいる。ホスピタリズムの状態にあって退院を躊躇していたり、病気を半ば職業としている人たちのことではない。社会に戻ることをとっくに諦めているか、あたかも病院生活が自分の運命であるかの如くに感じとっている破瓜型分裂病者のことである。この人たちは若い頃に経験した不眠や幻聴などからは既に遠いところにいる。どうやら強烈な脅威に曝されることもないらしい。一見、淡々と過ごしている。

かつて主治医として担当し、今も閉鎖病棟に入院しているふたりの患者がいる。

ひとりは定期的に外泊し、二、三日家で家族と過ごす。しかしそれ以上は望まず、前日から病院に帰る準備をすることが常である。(注1) 彼には家は外泊の場であり、病院での生活が当たり前のことになっていた。それとなく退院を勧めても断った。(注2)「病院の方が良い」という以外に理由は話さなかった。病棟では活動量が多く、看護者の目の届かないところで他患にちょっかいを出したり、いたずらをする。相手の反応を試してみる行為であるが、関係を深めようとせずに誰からも距離をとっている。常に四方八方をスキャニングしている様子がみられる。他患のトラブルに巻き込まれることがなく、すばやく危険を察知して身をひく。いつも安全をはかっている。行事やレクに参加することはごくまれである。動作は軽快で身体的に悪いところもないが、病院の中庭で行なわれる恒例の運動会にも参加しない。彼は毎年病室の窓から中庭の催しを見学するだけである。その一方で自分の希望や要求事項を我慢したり引っ込めることはしない、自己主張する強さがある。このため、「いったん言い出したらきかない」という評の他には、めったに看護者の話題になることがない。約十年の担当期間中、患者の家族とは一度も面接しなかった。外泊の日程を連絡するために電話をしたことが何回かあるだけであった。

もうひとりは、病院開設時（一九六二年）に転院してきて、現在まで退院したことのない患者である。既に両親はなく、同胞が年に一、二回郵便で日用品を送ってきていた。若い時の病的体験は消褪していた。ひっそりと自室で一人で囲碁をうつか、たまにロビーの片隅でなじみの他患とうっている。自ら何かを訴えたり、要望を語ることはなく、行事やレクに参加しないことが多い。人の関心を集めたり、興味の対象になるようなことは一切せず、目につくことは避けていた。いつも他患の陰にまぎれていた。面接では、治療者のぶしつけな介入を許さない厳粛さと修行僧のようなストイシズムを感じた。彼も退院を希望しなかった。「苦しい時があっても、若い時ほどでないので、ずっと楽です」と言った。発病初期の苦闘（そのすべてが病という事態そのものによるものではないだろう）が今も苦渋な表情に残っていて顔に笑みを浮かべることは少ない。おそらく、病棟で最も目立たない患者のひとりである。（注3）彼の入院歴は三十年以上になっているが、当直医をふくめて彼を知る人は僅かであろう。時間をかけた丁寧な夜の回診をする若い研修医も彼のことは知らなかった。歴代の主治医でさえも記憶しているかどうか疑わしい。

（注1）一般にどの患者も外泊すると、帰院の前日から帰り支度する傾向にある……これも、駆け出し時代に感じた分裂病者の七不思議のひとつであった。そのために二泊三日の外泊ではゆっくり過ごせる一日が持てないことが多い。初回の外泊は別として、ふつうは三泊以上が望ましいように思う。もっとも長すぎる外泊は患者を疲労困憊させることもある。外泊の主な目的は家族と過ごしてもらうことの他に、病院疲れを癒すこと、家族の手作りの料理を食べるか病院で食べられないものを食べてきてもらうこと（寿司などの生もの、好物）にある。特に回復初期にある患者に対して勧める。その上で家でゴロゴロしてもらうこと、疲れたらいつでも横になって良いと保証し、それを家族にも承認してもらうのを原則としている。

（注2）患者は退院を望まなかった。退院することを早くから放棄していた。家族の責任ではなく、患者の選択であった。患者にとって、退院後の生活が入院以上に安全であるとはとても思えなかった。そういう患者を退院させようという気持ちにならなかった。

この患者は、時に被害的になることと幻聴があったが、それらに振り回されることもなく安定していると言ってもよい状態にあった。だが、明らかな風邪症状があっても、強く否定し服薬を断った。身体に関心を向けることが少なく、身体は話題になりにくかった。年に数回、不眠や便秘を訴える程度であった。退院を求めない患者にも退院への働きかけは必要だろう。だが、この人は身体に注意を向けることがほとんどない上に、退院を望まないのだ。このタイプの人に退院を勧めることは危険な場合がある。自殺も予測される。病的体験があるために退院を考慮しないのではない。

かつて、私はある患者のことで、状況を無視して無理に退院させて失敗した苦い経験がある。その患者は、同居している父親に妻を寝とられたという妄想を持っていた。父親はヘラヘラとして、とらえどころのない人だった。妻は患者が入院中に子供を連れて実家に戻り、そのうち離婚となった。私は彼の妄想と家庭の事情を知っていたにもかかわらず、退院させた。無意識的にふたりの関係を頭から排除して考えていたのだ。彼は一応安定し、退院を希望していたので、とにかく一緒に生活させてみようという無謀な決断をしたのだった。父親は退院とその後の同居を反対しなかった。彼は退院してから二回ほど外来に通ったが、そのうち来なくなった。電話で連絡を取ったこともあった。しかし来院しなかった。彼は数カ月後に父親を殺害した。私は加害者の患者と被害者の父親に取り返しがつかない過ちを犯した。鑑定の後、彼は再び入院してきた。事件にいたる事情は聞くまでもなく妄想によるものだった。私の焦りと父親に対する陰性感情が退院をはやまらせることになり、結果として事件を惹起させたのだ。このことはその後の私の治療観を変えた。治療者の私的感情や焦りが重大な結果をもたらすことがあると知った。以後、同じ過ちを繰り返さないよう、肝に命じた。患者は現在も入院中である。

（注3）抗精神病薬がない時代に発病した。当時の精神科医療のレベルでは、病者の処遇が荒っぽいものであったことは想像に難くない。この患者は風邪をひかない。気を緩めることがないのであろう。膠着

した状態にある慢性患者に珍しいことでない。この人から夜の回診で不眠や便秘、下痢などの訴えを一切聞いたことがない。本当に不眠や便秘がないのだろうか。私にはとてもそうは思えなかった。それまでの入院療養で、我慢することが身についた習性になっているのではないかと私は考えた。

2

ふたりに共通しているのは安全保障感が薄いことである。病棟ではいつも安全をはかっている。トラブルに巻き込まれないように努めて慎重に生活している。集団行事やレクに参加しても他患に紛れている。周囲と距離をとって、治療スタッフや他患の干渉・強制の的にならないように行動する。回復段階が一定水準以上の状態にある破瓜型分裂病者がとる、この戦術は成功している。病院に棲む患者の生きるためのスキルのひとつであろう。(注4) この戦術をとる限り、後者の患者は社会に出てもやっていけるだろう。だが、今では現実は過酷すぎる。

入院患者の中には、目立たずひっそりと過ごしている人が珍しくない。医師や看護スタッフの目が届きにくい、陽の当たらない人はどの病院にもいるものである。(注5) このふたりのように、病院の生活が人生そのものになっている人もいる。退院は無理としても、せめて何か手伝えることはないだろうか。

（注4）この人たちにデイケアや作業所を利用することを試みる考えがあるかもしれない。しかし、それが良いことかどうかは疑問である。本人たちは望まないだろう。私も無理強いになると考える。現主治

医もやっていない。

（注5）病院には、長い間スタッフの目に止まらない陽の当たらない患者が少なくない。主に破瓜型分裂病者である。このような人たちにも、内面に土足で踏み込まない、脅かさないやり方で、気の長い関心と治療的関与をしたいものである。分裂病の治療は彼らによって磨かれると思う。

3

一般に、患者は鋭い観察者である。（注6）看護者や医師が観察する以上に、彼らはわれわれを観ていて治療スタッフの性格や特徴を実によくつかんでいる。病棟がさしあたりの生活の場である患者にとっては、特に毎日かかわりを持たねばならない看護者の特性を知っておくことは「安全」確保の必須条件である。スタッフに関する患者間の情報交換は活発であり、実際、われわれの想像をこえている。（注7）

（注6）看護者や医者が患者を観察する以上に、患者の方が治療者側を観察していると言って良いだろう。治療者は患者にとって最大の関心の対象なのである。彼らは、実に的確な目をもっている。看護者の性格や特徴を知りたいときは、患者に聞けば正確な情報が得られる。もっとも彼らは話したがらない。告げ口になるのを恐れる。男性患者にとくにその傾向が強い。

これらの傾向は病態に関係なく、例えば、今は三十歳をこえた自閉症患者が入院している。彼の看護者評価が最も的確である。言語ではなく、態度で表現する。危ない看護者には近づかない。説教やうるさく指示する人を避ける。

（注7）担当医はもとより、他の医師の個性や治療姿勢、プライバシーに関する事柄までほぼ正確に知っている。彼らの認知機能は決して障害されていないのである。私に関する噂は、「なかなか外出・外泊させてくれない。入院が長い」である。

ふつう医師が辞めるときは、患者に引継医師の希望を求める。「あの先生にだけは引き継がないでください」と申し出る人もいる。どこか強さのある患者にみられる。根拠がもっともなことが確かにある。

なにしろ患者にとって治療者は唯一のひとりであるから、治療者の噂や評判は病棟中を駆け巡っていると考えていて良いだろう。

4

患者は治療スタッフのどんなところを観察し、何に敏感だろうか。

まず、言葉遣いと音調があげられるだろう。次に態度・物腰がある。一般に職員の言葉遣いは病院の治療レベルを如実に反映する指標であると思う。そして言葉の遣い方は態度と密接に相関している。柔らかいきれいな言葉を使う人は患者への応対も優しく、許容的である。看護や治療技術以前に重要なことだ。

そばに誰かがいることに気付かない時の何気ない言葉や態度は、その人の平素の患者との対応の仕方と考えて良いだろう。病棟の中で半日も過ごすと、どの職員が患者に慕われているか、あるいは嫌われているかがよくわかる。情感がこもった音域の広い言葉で話す職員はまず合格だろう。キンキンとした一本調子の甲高い声を出す人は、指示的・命令的な口調になりがちである。患者を卑屈にさせたり、縮みあがらせるような脅す言葉や態度がみられることもある。患者の行為や訴えを評して、「こんなことでは外泊（退院）ができなくなるよ」[注8]と言うのは、いたずらに不安を喚起する脅迫行為に等しい。苛立って、「何度言ったらわかるの！」「どうしてわからないの！」と患者を叱る人もいないわけではない。多忙な治療現場で、不安の強い患者、好訴的な患者、強迫症患者、世界に脅かされている急性期の患者などが対象になりやすい。応対に閉口した時の言葉や態度がトゲトゲしくなりがちなのは誰も同じである。しかしそのような時でも根気よく訴えを聞いて患者を叱らず、穏やかに治める職員もいる。[注9]こういう人によせる患者の信頼はとても厚い。その一方で、世俗的な常識やお説教をたれる人は密かな軽蔑を買っているだろう。患者はとっくの昔から耳にタコができるほど聞いていて、その偽善性を十分に知っていると思われるからだ。

ここで職員と書いたが、これは看護者に限らない。医師も同様なのである。

治療スタッフの言葉の遣い方が柔らかく、優しくなれば、それだけで治療レベルは確実に向上すると保証できる。[注10]

（注8）日常的によく聞く発言である。看護職員に限らない。同様な発言が医師にも見られる。残念なことだ。また、治療者が自分の診療スタイルに合わないことを理由に、患者のある種の行為や発言を、「わがまま」「自分勝手」などというレベルで表現することは止めて、患者側からみた理由を考えたいものである。

（注9）こういう人が患者と治療スタッフの潤滑油になっている。どの社会も一見平凡な、目立たない人たちで支えられている。

（注10）もっとも、丁寧すぎる言葉遣いは患者を逆に卑屈にさせるだろう。また、一般に患者は実際の年齢よりもはるかに若く見える。長期入院者のなかには入院時は未成年であっても、すでに三、四十代にいる人が大勢いる。最初の呼び方がいつまでも継続されやすいので注意が必要だ。患者を愛称や〈ちゃん〉〈くん〉で呼ぶのは彼らを子供扱いすることであり、年齢相応の人格を認めない行為である。更に、そのような呼称は言葉のフレンドリーな響きとは裏腹に、治療者・患者間が対等でないことの証明であって、患者を支配・屈従下においていることを意味する。その上、治療関係を馴れ合い関係にする作用があると私は思う。

5

私は職員の言葉の遣い方と共に病棟の雰囲気を重視する。回診したり、終日病棟の中で過ごすと、そこに漂う雰囲気は同じ病院であっても病棟毎に違うことがわかる。

病棟にはそれぞれ特有の雰囲気がある。その病棟の婦長や主任などトップの姿勢や指導により、病棟単位のシステムと看護の質は微妙だが明らかに異なっている。患者・看護者関係に特徴が出やすい。患者にとっては、病棟看護者のトップの交代は国家元首が代わることに等しいと言っても過言でなく、彼らの最大の関心事のひとつである。一般看護者の異動も同じであり、時には患者の経過や予後さえも左右しかねない影響力があるだろう。

管理的な病棟は沈黙や異様な静寂に包まれていて患者が萎縮している印象がある。個人に応じた看護よりも、全体の統制が優先される。職員の言葉遣いが粗く、指示・命令調にならざるをえない。患者は看護者の機嫌をうかがいながら過ごす。病棟全体が沈滞ムードで覆われる。看護者に活動力と士気の低下がみられることもある。全般に余力がなく耐性も低い。病棟内で患者に接触する時間が少なくなる。このような病棟では、一度事が起こると爆発的に連続して事件が起こり、平静に戻るのは容易でない。力による解決が図られることが多いようだ。適応しない患者がスケープゴートになることもある。レクの最中も監視的で、患者は楽しむというよりも看護者の目や声を気にして動きが硬く緊張している。精神科医療を新鮮な目でみる新人職員が「患者さんの表情が皆一様で、似ている」という感想は、おそらく当たっているだろう。

一方、許容的な病棟はなにかと騒がしい。(注11)強制力を行使しない方針が徹底してくると、患者はそれぞれ種々の訴えや要求を持ち込んで相談してくる。職員は対応に追われる。患者は病みながらも生き生きとして、多様な個人が集まっている感がある。活力のある街の喧噪に似ている。結論の出しようもない大問題を持ちかけてくることもあるが、話を聞くだけで十分な場合が少なくない。患者は用が済むと、満足して部屋に戻って臥床するか、ロビーでくつろいでいる。もめ事があっても拡大しない。こういう病棟では、医原性二次障害が起こりにくいと思う。慢性的な不穏・興奮患者が少なくなること、患者の顔・表情が一人ひとり違ってくることも特徴であろう。

一般に、入院中の患者間の関係は、病棟と患者、スタッフと患者の関係をそのまま反映する傾向にある。患者は病棟やスタッフのあり方を見て、それをモデルにして入院生活を送ることが多いためで

あろう。許容度の高い病棟の患者は他患に対し概して寛容である。[注12]

（注11）一般に、病棟のような限られた空間に大勢の人間が生活を共にしていて、静かな状況が続くとしたら、これは異常な事態が潜在していると考えることができる。精神科病棟（閉鎖病棟に限らない）は本来賑やかであって当然である。それを無理に抑え込むことは、端的に言って、してはいけないことだと思う。

「非病者」がこの環境で生活すれば、おそらく喧嘩やトラブルが絶えないだろう。暴動が起こっても不思議でない。

（注12）病院にひとりだけ自閉症患者がいる。彼は閉鎖病棟にいるが、治療者の方針もあって今のところ例外的に、他の病棟への出入りや自由な外出が認められている。制止すると興奮し行動が荒々しくなり、結果として自傷行為に及ぶことが理由のひとつであった。彼はこの一年で、飛躍的に言語的表現が豊かになった。情緒的な発言がみられ、人間を信用するようになった。それまではオウム返しの言葉か、ほとんど単語でしか発語しなかった。彼は気まぐれに料理教室に参加することがある。ある日、受容的リーダーが教室で参加患者と料理を作っていた。「やってみますか?」と誘うと指示通りに手伝い、他患も彼を受け入れて出来上がった料理を一緒に食べた。別の日に再び彼は教室に参加しようとした。その日のリーダーは彼を無視し、邪魔な人として歓迎しなかった。いつもの参加患者の態度も同様に硬くなり、彼の同席に苦情を言い出した。リーダーの態度が伝染したのだった。患者は職員をモデルにするのである。

6

ふたつのタイプに代表される病棟の相違は、患者の食事の様子に顕著に現れるようだ。許容的な病棟の患者は私語を交わしながら食べ、姿勢に硬さや緊張が見られない。副食の交換をする人もいる。うっかりご飯をこぼしたり、調味料をひっくり返して叱られることもない。まして食事に時間がかかる人が急かされることはない。ヴェテランの臨床心理士は、食事時間の雰囲気を色に例えて暖色と寒色ほどの差があるという。実際、皆が黙々と食べて、さっさと済ませてしまうような病棟の食事時の光景は寒々としている。味を楽しむ様子が見られないこともある。「皆同じ表情」であり、そして「ゆっくり食べていると怒られる」ので、全員がいっせいに食事を終えるとしたら困ったことである。

おそらく週に二回の入浴時も同じ状況であろう。(注13)

(注13) 医師がほとんど知らないことのひとつに、患者の入浴時の様子があるだろう。ふつう入浴は食事と共に患者の生活習慣が出やすい行為である。ゆっくり時間をかける人もいれば、カラスの行水の人、他患と一緒に入りたがらない人、風呂嫌いの人がいる。精神病院の入浴は慌ただしい。芋の子を洗うように大勢で入り、時間に追われて次から次にと風呂場から押し出されるのが実状であろう。共同生活のなかでも、患者の個性に合わせて入浴の順序を変えたり、望む人にはゆっくり入浴できる工夫や配慮が必要であり、できないことでないと思う。

7

ここでいう許容性とは、治療上やむをえないと安易に考えられがちな制約・管理・拘束下においても可能な限り緩和するように計らう姿勢のことである。特に閉鎖病棟の生活は患者の病態水準に関係なく制限が多いので、たとえ重い病態の患者であっても、しなくてもよい制限は止めて拘束事項を少なくすることを意味する。単純に病棟システムの問題だとはいえない。治療者にこそもっとも求められることである。むろん要求を吟味しないですべて無条件に認めるということではなく、患者が何をしても良いというものでもない。電話や手紙などの通信や面会の自由が保証されている。しかしそれが度を越して行なわれ、事態を紛糾させると予測されるならば、私の場合は一時的な制限を患者に直接お願いして、協力が得られるように努める。患者や家族と話し合い、言い分を聞いた上で、「今は治療に必要であると思う」と言明し説得することが大切になる。患者の入院形態は関係しない。一方的な指示や強制であってはならないのは言うまでもなく、患者の権利の侵害にもなる。そして制限に協力が得られた事柄、例えば電話・手紙などは治療者やスタッフが代理として伝言や連絡する義務を負う。また外泊や外出の許可にはタイミングをはかる必要がある。患者の希望する時期が適当でないと判断されるならば待ってもらわねばならない。この場合にも説得する責任と義務があってしかるべきだろう。(注14) このような手続きをすることで、荒れた患者でも待つのがふつうである。この手続きを省くのは治療者の怠慢である。事態を一層紛糾させることになるだろう。患者が希望したらいつでも許可するとしたら、それは治療者の許容度の高さというよりも、まさに治療上の無方針・無節操・無責

任さの証明と言ってよいだろうと思う。（注15）

〔入院当初に外出させた患者〕

入院して間もない患者には精神病水準の不安と共に、病像の基底に現実的な事柄による、もっともだと思われる悩みや心配事が織り込まれていることが少なくない。これは容易に解決可能であろう。まず可能なことから解決をはかるのは治療の原則である。

行動が多動でまとまりなく生活破綻を来し、高揚状態にある単身の患者が入院した。彼は眠そうにしながらも好訴的で、身体的訴えと共に様々な要求をした。他の落ち着かない患者と同調して病棟を騒然とさせがちであった。面接で話を聞くと、彼の状態の背景に、アパートの引き払いと残してきた家財・身の回りの品物の散逸、安全な保管に不安を感じていることがわかった。同胞と関係機関に連絡をとりながら、治療者が責任を持って代理をすると伝えるだけでは不十分だった。同胞にこれ以上迷惑をかけたくないとも感じていたのであった。そこで、ケースワーカーと連携してアパートを引き払う日時を決め、患者をアパートまで一緒に外出させることにした。外出先では終始穏やかであったという。無事に帰院した。当面必要な衣類やラジカセなどを持ち帰った。その後、患者は昼寝を始めて語調は穏やかになり、訴えが減って易刺激性が消えた。治療方針を受け入れ、治療の軌道に乗った。

このようなケースで外出を待たせることはおのずと治療抵抗性を高めてしまう。外出や外泊を安易に認めない方針は、必要ならば即座に認めるという姿勢と表裏一体にあるべきだと考えている。

（注14）この説得に時間をかけることが、実は通常の面接の数倍も重要なのである。いうまでもなく説得とは患者に治療者の姿勢を示し理解を得ることであって、屈従させたり、高圧的な指示になってはならない。彼らの要求の裏にある気持ちを汲んで、「今はまだ早いと思う。楽しめない時期に外泊してもつまらない。くつろいで外泊できる時がきっとくる。その時は君にも分かるはずだよ」と話すことがある。理解してもらうまで真剣に話し合う。治療者に真剣さと開かれた態度があれば、彼らは信用し納得するのが通例である。これが治療を軌道に乗せる契機になることも多く、私は入院治療のコツのひとつと考えている。こうした前提の上で「外出や外泊を安請け合いしない」ことが治療的な方針となるのである。

（注15）外泊・外出を許可することで、診察時間を端折ったり、常同的診察の見返り（反対給付）とすることがないこともない。馴れ合い治療の妥協点になっていたり、治療者・患者間で暗黙の共謀として成立していることもある。こういう外泊・外出の仕方は、治療的観点から見て何ら意味がない。要求をすればいつでも認められる外泊・外出をしている患者は、どうも経過が思わしくない。経過が停滞しているためか、治療が行き詰まっているために、外泊・外出でお茶を濁して入院を継続する手段とする場合もあるようだ。いずれにしても、治療の主導権（舵取り）は医師になく、患者自身が握っているか、治療者不在ともいえる状況にならざるをえない。医師を当てにしないで、とっくに見限っている患者もいる。この人たちにとって、医師は単に処方して要求を許可するだけの存在となる。患者の自助努力には限界がある。結果として彼らが慢性的な不穏者やトラブルメーカーになることが少なからずある。病棟で静穏に過ごす他患はしばしば脅かされる。

8

許容的病棟をめざすには、医師の治療姿勢が許容的であることが前提条件になるだろう。患者に無理のない、柔らかい回復を目指すには、許容度の高さが医師と病棟（病院）に欠かすことができない。看護を中心とするスタッフと連携しながら治癒力を有効に発揮するために必要なことは、まず、医師の実践そのものにあるといって良いだろう。(注16) 言うだけで何もしないのが最悪だ。能書きだけではすぐにメッキが剥げてしまう。指導的立場にいる医師が無為・自閉に陥ると管理体制が加速度的に強化されることも事実である。そこで何か問題が発生すると徹底的に患者が締めつけられる。二昔前までは医師や看護者の威信を守るための電撃が懲罰的に施行されたと聞いている。

（注16）永田俊彦は『慢性分裂病者の精神療法と病院管理』において、「精神病院の中で、ある荒廃患者の精神療法的アプローチを試み、その過程で「管理」と「治療」の問題が突出し、治療中断を余儀なくされた経験がある」という。私の場合、幸いなことに現病院では管理者の理解により、このような問題はほとんどない。息のあった複数の医師にやる気があり、実践さえすれば治療スタッフの協力が得られる環境にある。スタッフの「病」は、医師が治療に熱心になるあまり、情報が一方向性になるか、治療上での視野狭窄が原因で彼らに疎外感を抱かせることにあると思う。現実は治療者の慢性化・無為化がスタッフを病ませていることが多いのではないだろうか。スタッフを病ませない配慮として士気の維持がとくに重要と考えている。

9

一日中静かで清潔でキチンと整った病棟は医療環境として理想的なのだろうが、一般的に言えば、ふつうの精神科病棟では堅苦しさと目に見えない圧力が働いている可能性がある。夕方まで汚れの少ない病棟は患者の活力を抑えつける力が潜在していると思われる。「汚したら駄目だ、ゴミを散らかすな」という口やかましい病棟スタッフがいるに違いない。「昼間は布団を片づけなさい、もっと動きなさい、早くしなさい」と言われ続けている病棟では、患者はギスギスして窮屈な気分で萎縮せざるをえないだろう。異様な静かさも不自然である。大勢の人間が生活する場である病棟は、騒がしくて当然だと考えるべきだ。狭い空間で生活していて問題が起こらないはずがない。多様な人たちがいても良いはずである。全体がひとつの方向で動かされているとしたら、どこかに無理がある危険な兆候だ。

病棟の廊下が毎日ワックスでピカピカに磨かれている病棟があった。患者が手伝わされていた。塵ひとつ落ちていなかった。病棟が強迫症に罹患していた。汚したら、叱られて大変だろうなと患者に同情した体験がある。

10

許容的といわれる男子の閉鎖病棟での出来事である。他の病棟から、患者に甘すぎるという苦情がくることもある。

〔隔離室の壁に落書きした患者〕（症例C、一三頁）

隔離室での落書きは珍しいことでない。筆記用具がなくても壁を刻む人がいるほどだ。

ある時、入院間もない患者が他患とトラブルを生じ、自ら隔離を希望した。たまたま、彼のいるA病棟の隔離室が塞がっていたため、別のB病棟の隔離室を借りた。怒っていたが、疎通性は悪くなかった。病的体験の断片と人間への不信感が認められた。服薬は、「必要がない」と言って拒んでいた。あえて強制しなかった。私は時々ひとりで訪れ、入室して面接した。隔離室のドアの両側は薄い黄色のモルタルの壁であり、西向きのドアの正面だけは床から一メートルまでの壁とその上部は採光のために木製の格子になっていた。床はリノリュウムが敷かれていた。内部は改装されたばかりで清潔だが、無防備なトイレがあるだけで、温かみがなく殺風景だった。A病棟の主任と相談して畳を入れた。出室は望まず退屈を訴えるため、カセットデッキ、音楽テープ、タバコ、筆記用具と紙を許可した。そのうち彼は油性ペンで壁に花などの落書きをした。一週間後に彼が出室してまもなく、借りた隔離室のB病棟の主任が抗議してきた。「すぐ消して下さい」と患者の落書きと筆記用具の持ち込みの許可を非難した。「いいじゃないですか、何日も入っていてストレスがたまったでしょうし、さぞかし寂しい思いをしたんでしょうから、落書きで発散しても不思議じゃないでしょう」というA病棟の主任の答えは、「話にならない」とB病棟主任を怒らせてしまった。早速、A病棟主任は上司から注意されるハメになった。

病棟間の調整を図らなかった私に責任の一端があるが、このA病棟主任の看護姿勢が病院全体から支持を受けるには、まだ時間がかかるようだ。（注17）

患者は曲折を経て、強制をしない主任や治療者の方針を受け入れ信用した。他患や職員への威圧的態度がなくなった。気長な服薬の勧めにも応じた。「宇宙人」「超能力」などの妄想様言動はいつのまにか消えてしまった。静穏に過ごし始めるまで約二カ月かかった。入院時の一時的な要求や病的体験による問題行動を穏やかに治める配慮は後の回復を円滑にして当然である。治療者が信用に足りると判断されるまでに必要な時間でもある。初期治療による医原性の後遺症(注18)を残さないためにも、強制をしない、時間をかけるやり方は止むをえなかったと考えている。これは病棟の主任をはじめとするスタッフの基本姿勢になりつつある。

その後まもなく、躁病の若い初発患者が救急病院から転院してきて、そのまま隔離室に入った。私や主任が不在の日であった。外来初診医は隔離室を選択した。翌日、出勤すると私が主治医に指名されていた……各医師の担当患者の総数により不在の医師が主治医になることは珍しくない。隔離室で初対面の挨拶をした。患者に多動性はなく、多弁さと人恋しさがみられた。一般病室への移室を考えたが、結局、期間を限定して入室継続を直接、患者にお願いした。彼は納得してくれた。病棟に急性期患者が多く、何らかのトラブルの発生が予測されたためである。雑誌の持ち込みと喫煙は認めた。彼も両側の壁一杯に落書きした。治療者の顔が描かれ、将来の夢などが文字で書かれていた。筆記用具がないにもかかわらず、彼はタバコの灰を使った。「ずいぶん派手にやったね」と言うと、「タバコの灰ですから簡単に落とせますよ」と笑って答えた。出室に際して彼は看護者と一緒に落書きを洗い流した。

このケースのような初期治療では、入院当日からの隔離室生活が外傷体験になることがある。隔離室の使用に当たって、「やむをえず」「残念ながら」という治療者のひと言を添えたいものだ。後の回復に傷を残さないために、十分にサポートしておくことが最優先事項だと思う。

不穏・興奮患者に対する隔離室の使用に懲罰的な意味を持たせないことは常識である。しかし長く入院生活をしている患者のなかには、未だに懲罰と受けとめている人が少なからずいることも事実だ。今でも患者間にトラブルがあると、互いに相手を責めて「保護室に入れ」という発言のなかに名残がみられる。

（注17）彼の病棟はパワーに頼らない、患者が硬直しない看護をめざしている。彼に対する患者の信頼は厚い。そこには患者が何を言っても耳を傾けてもらえるという開かれた態度があるからだと思う。

（注18）精神科医は医原性の後遺症を積極的に議論・討論の対象にして良いだろう。入院（治療行為）とは絶対の悪でないのと同様の意味で絶対の善でもないのである。特に初期治療で発生した後遺症のために、その後の回復が膠着してしまったケースが現実に存在する。神ならぬ人間の行為には誤りがあるにしても、せめて修復可能な程度のものであることが肝心だと思う。

11

医師は看護記録に載らない情報をも知るように努めることも必要だと思う。

現状は、医師と看護者の間には、患者への眼差しや視点において大きなギャップがある。それを埋めるには、医師は看護者からもっと学ぶべきだと思う。医師・患者間に溝があるならば、縮小できる可能性がある。医師が患者と対面するのは、せいぜい週に一時間以内である。単純に計算して、看護者は数倍数十倍の時間を患者と共にしている。患者の病棟生活に関する情報は少なくないはずである。看護記録に記載されていることは一部である。実際彼らは、医師が知らない患者の日々の過ごし方、癖、交友関係、入浴や食事の様子等を熟知している。五時すぎから消灯後の寝るまでの状態にも詳しい。われわれは当直をしていても、夜の患者の様子を知らなすぎる。残念ながら私立病院では医師と看護者は対等な立場にないことが多い。彼らは医師に遠慮しがちである。医師の自尊心や機嫌を損なわない程度の情報しか報告しないことがあるようだ。しかし、われわれの方から看護者の意見や患者の情報を引き出す姿勢があれば状況は改善されるだろう。彼らの情報を面接で得ている情報と比較対照することは役にたつ。看護者との雑談の中から貴重なヒントや情報を得ることが現実にある。彼らがあまり意味を感じていない事柄の中にも有用なものがあることを知っておいてよいであろう。

私は彼らの情報や体験を貴重なものとして聞く。われわれは患者の病棟生活を予想外に知らない。知らなくても患者は回復するけれども、知っていることで回復の中途においてつまずく人を少なくすることができると思う。看護者も詳しく記録を書く張り合いができるというものだ。情報の交換はいっそう活発になることだろう。

12

患者が家族と面会するときは医師は毎回立ち会うことはできない。毎回立ち会うのが良いことでもない。せっかくの交歓の時間を邪魔することになる。だが、特に初めの数回の面会は出勤している日にしてもらい、そっと観察しておくことを勧めたい。それができない時は看護者に頼んでおくとよいだろう。後で面会時の雰囲気を報告してもらうとなにかと参考になる。互いに相手を責めたり、口論するといった、三者面談では起こりえないことが起こる場合が実際にある。面会室から激しい罵声が聴こえてくる場面にしばしば出会った。ひょっとして私の担当患者でないかと思い、「どうかしましたか?」と部屋を覗いた経験がある。

13

次に挙げるのは、夜の回診や日常の観察による慢性患者像である。自験例以外は長期の臨床経験から作り上げた典型例である。この人たちはどの精神病院でも少数とはいえないだろう。

〔面接飢餓症患者〕

病棟に入るか、看護詰所にいると、昼夜の区別なく、めざとく医師の姿を見つけて話を聞いて欲しいと言い、つきまとって離れない女性患者がいる。医師が誰であろうとお構いなしである。治療者の都合は考慮されない。申し送りを受けている時や担当患者と話している時でも、私は誰それですと名乗って割り込んでくる。閉口して、彼女の姿を見るとその場を立ち去りたくなるほどである。「今は話し中だから邪魔しないでね」「主治医に言いなさい」と語気が荒くなる。患者はある時、「だって、○○先生は三分しか話を聞いてくれない。これじゃなにも話ができないじゃないですか」とハッキリした口調で不満を洩らした。これは患者のもっともな言い分であり、職員は実は皆知っていたのである。主治医は研究機関の立派な地位のある人で、非公式に（経済的理由で）民間病院に一日だけ来ているだけで、治療には関心のない人だった。この「地位」ある医師に対して誰もあえて異議申し立てしえなかったのが実状であった。当直医は女子病棟の各部屋を回る間中、つきまとわれた。彼女は入院して十数年になる。こういう人たちに対して、「私はあなたのことを十分知らない。主治医に話しなさい」と断ることはとても辛い。夜の回診時に、他患と違って自室にいることがなく、（退院の準備をして）荷物をまとめた紙袋を持って詰所の前でたたずみ、うつ伏せている患者の姿は痛ましい。頭を抱えて泣いている姿が観察されることもあった。

〔単純な訴えを繰り返して止まない患者〕

病歴十五年以上の男性患者である。軽く見積もっても一日に二十回以上、頭に捻り鉢巻をして目を大きく見開き大声で訴えてくる。その内容はお菓子が一杯あるか、外出は予定通りできるか、ジュースは沢山残っているかであって、その日の看護者の名前を指名して病棟中に聞こえるほどの声で呼び出し、応じるまで名前を連呼する。看護者の忙しさには無関係である。詰所に誰かがいるときは一層頻回である。単なる強迫症状ではない。執拗さに耐えられず、「今度言ってきたら外出はできないよ」と言おうものなら、彼は怒りながら一旦は退散する。だが、その後が大変である。「隔離室に入れてくれ」というのはまだ良い方で、彼の訴えは頭痛や目、胃腸の不調に変わる。夜の回診時にも不満が続き不調を訴える。眠らずに詰所の前に張りついて、他患が寝静まってからも声を張り上げる。遅い時間にやっと寝ても早朝覚醒し、看護者の仮眠は彼に妨げられる。夜勤者は彼が隔離室で寝てくれた夜は本当に助かるんですという。ある男性看護者は「彼には外出に連れて行かないなどと脅かさないほうがよほど楽なんです、外出に同伴するだけで済むことですから」という。

少なくとも十年は断続的に繰り返している看護スタッフは病棟の士気を高めていると言っても良いだろう。だが私は彼らの消耗を密かに恐れる。スタッフと症例検討して患者の繰り返される訴えの背後に何があるのか考えてみる必要を感じる。

〔主治医を待つ患者〕

若いときに発病した三十代の男性患者である。ヘビースモーカーで指の先を炭化するほど火傷することが珍しくない。週に一回の定期的面接は、長い時間に耐えられずあっさりと終わることが多い。しかし、病棟で彼に出会うと面接日の二日ほど前から、「B先生（主治医）は来ますか?」と時をおかず何回でも聞いてくる。当日は午前の早い時間から、「B先生、来ていますか? 診察してくれますか?」と私や看護スタッフに確かめにくる。病棟内に入って担当患者を呼びに行く各医師に同じ質問をする。日常的に訴えの多い人ほど面接では訴えることが少ない傾向がある。主治医に会うだけで満足してしまうのだろうか。

われわれはいつも待たれている。彼は主治医を待つ患者の象徴的代表者である。

〔強度の無力的状態にある患者〕

蒼白く力のない表情で、ほとんどベッドで過ごしている。よろけるように歩く。全身が無力的な状態にあって寡黙で話す気力さえないといった様子である。ベッドで崩れるような姿勢でいて、「苦しいの？」と尋ねても返事がない。夜は明かりを消してしまうので同室者から苦情がでる。かつて、CPK値が数万となり悪性症候群になりかけた。夜の回診でもっとも気にかかる人だ。いまにも呼吸が停止するのではないかと思うことがある。

〔拒食・拒絶状態にある患者〕

若い分裂病の女性患者である。中学三年時に不登校、高校は中退した。家を出て単身で生活した時期がしばらくある。

彼女は食事を一切拒絶していた。この二年間は散発的に食事することはあっても続かなかったという。そのため鼻からチューブで経口栄養剤を日に二回、注入されていた。患者は抵抗しなかった。本人の選択であり、点滴を選ばなかった。こうした治療行為は短期間であれば、それが必要な場合もあるだろう。だが、二年も続けているのは不自然である。近くで観察して、これはもはや治療行為と認め難いと感じた。顔色が悪く、透けて見えるような肌をしてひどく痩せていた。よほどのことがないと発語しなくなっていた。痩せて弱っているのに細い腕で洗濯し、身体管理は自分でやっていた。しかし、普段は身体を硬くして布団にくるまっていることが多く、人と接触することなく過ごしていた。入院中に母親を亡くしていた。もともと弟や妹との折り合いが悪く、音信が途絶えていた。身寄りはいないも同然であった。この患者を引き継いだ。

彼女の部屋を訪れ、自己紹介をして面接に誘ったが、口を硬く閉じて返事をしなかった。身体を反対側に向けて拒絶の意志を示した。かまわず横で語りかけを続けた。耳まで拒絶していないのは身体や表情の細かい動きで察せられた。しばらくはその繰り返しであったが、二週目に減薬を伝えるとそれを受け入れた。気丈な彼女は弱音を吐かなかったが、衰弱が目立ち放置できなくなった。一カ月後、「点滴をする」と宣言し、「嫌です」と抵抗する患者をシーツごと運んで一般部屋からベッドのある急性期患者や重症患者のいる部屋に移した。移るとすぐに、彼女は身の回り品を自分で枕元に持ち運んだ。点滴は「二本は嫌」というのでアミノ酸製剤五〇〇ml一本を当分の間続けることにし、彼女は渋々合意した。鼻腔栄養は継続した。その後も診察室での面接に応じなかった。昼間と当直の回診時にベッドサイドで、唯一許してくれる脈診するだけにとどめた。ある時、爪が伸びているのを見て「爪切りしましょうか」というと、「爪くらい自分で切れます」と叱られた。(注19) その後、脈診時にそれとなく手と足の爪を見ると綺麗に切ってあった。また、病棟内を回っているときに洗面所で洗濯をしている彼女を見かけた。「Kさん、こんにちは」と声をかけた。そのままの姿勢で頷いて無言の返答をした。視線を向けようとしないのはこれまでと同じであった。

そんな彼女が突如として食事を摂り始めた。担当して三カ月半経過していた。しばらく前から食事の席について、御飯に副食をのせ箸を手にして食べようとする仕草はしても、迷った末に食事を捨ててしまう様子が観察されていた。食べ始めた理由は不明だったが、「食べたことを喜ぶ態度を見せないこと、決して誉めないこと」と看護課全員に指示して徹底させた。(注20) それから十日経った当直の夜、各部屋の回診を終わって看護詰所に戻る私を彼女は入り口で待っていた。早口で何か言った。視線は下を向いている。思い詰めた表情であった。聞き取れないので聞きなおした。「先生、私食べてるのにどうして点滴するんですか?」という。「点滴は苦痛ですか?」と尋ねると、「はい」と答えた。「それならもう止めましょう」「どうもありがとう」とはっきり言って部屋に戻った。その後も診察室での面接は受け入れなかったが、ある日ベッドサイドで脈診していると、「先生、漢方薬は口の中に残って気持ちが悪いのでやめてくれませんか」と言った。薬の必要性を伝えてオブラートの使用をすすめた。「睡眠はこのところ良い、便秘がちなので自分で摘便している、薬は任せる」という。相変わらず顔を反対側に向け、視線をそらして話をするが、いつもすべてを拒絶しているわけでない。

この頃は診察室の面接に応じることもあるが、毎回ではなく無言で拒む時もある。一見、いつも同じように見えても、「揺れてやまない」のである。

枕元にある、畳まれた洗濯物や几帳面に整理された日用品がとても印象的だ。(注21)

(注19) 私はアプローチのひとつとして、主に慢性患者の手や足の爪切り、耳垢取り、耳介の裏の清拭、髭剃り、足の踵の手入れなどを時々する。しかし、これは治療者が単にやればよいというものではない。「してもいいですか?」と承諾を得る必要があるだろう。不用意にすることは患者のプライドを傷つけるおそれがある。

(注20) 食事を摂る行為自体は極めて当たり前のことである。これを喜んだり、誉めることは彼女を子供扱いすることである。何らかの取引材料になる可能性もある。

(注21) 彼女は高いプライドとある種の芯の強さ、生活力のある人であった。この人が二年間、鼻腔栄養

を受けていたのは不自然の極みであった。カルテには、入院して間もない時期に、妄想とも事実ともわからない体験を確かめるために、治療者は患者を連れて外出していたことが記載されていた。結果は両者を満足させなかった。以後カルテの内容は急速に萎《しぼ》んで常同的になっていた。インテンシィブな治療の後に残ったのが、患者の拒食・緘黙であった。

〔不安・恐慌状態の患者〕

長い間終日ベッドに横臥し、ヘッドフォンステレオでクラシック音楽を聞いて過ごしていた。顔色が悪く、低く力のない声と消耗した表情でおぼつかない歩き方をする三十代前半の破瓜型分裂病者であった。担当してまもなく「頭の騒がしさ」が嵩じてきた。妄想や幻聴という救い主が現れず、ついに不安・恐慌状態に陥った。発病前体験と積年の身体への違和感を基調に、混沌とした苦しさを訴えてやまなくなった。連日不眠が続いた。一般病室の生活が困難になった。三カ月をこえる隔離室での治療を必要とした。言語はほとんど無力であった。身体の介護（顔や身体の清拭、爪切り、ヒゲ剃り、排便介助と大小便の始末など）とシュヴィング的接触に徹した。（文献14）ようやく回復して一般病棟に移ることになった。彼は隔離室を出るとすぐ、「やあ、光がまぶしい」と甲高い声を発した。目を皿のようにして、集まってきた他患の顔をのぞきこんで「……さん」「……」と懐かしそうに次々と名前を呼んだ。そのうち戸外の散歩レクに参加した。すると駐輪場の職員の自転車をひっぱりだし、それに乗ってゆっくりペダルを踏みはじめた。自転車の前進を確かめながら歓声をあげた。彼は満面に笑みをたたえて子供のようにはしゃいだ。仙骨部の褥瘡が治るまでに半年以上かかったが、その間に買

物と外食目的の単独外出を繰り返した。言動に生気が蘇った。退院が面接で話題になったが、ついに実行されなかった。(注22)

(注22) 家族の受け入れにも問題があったが、それ以上に担当医だった私自身の転勤に主な原因がある。約一年半勤めた後に転勤した。治療の展開がこれからというときであった。
その後、患者は再びベッドで過ごす生活に戻ったとの報告を受けている。

〔緘黙患者〕

ある時から、一言も話さなくなって何年も経過している四十代後半の男性患者がいた。蒼白い顔をしていて肌はすこし乾燥していた。戸外のレクに出ることも外出することもなかった。ときどき鳴咽していることがあるのは観察されていた。終日自室のベッドで横臥して過ごしていた。昼間は寝ているのか、起きているのか判然としなかった。タバコが吸いたくなると部屋から出て詰所の前で指を二本たててタバコを吸う仕草をした。日に数回であった。面接の際、彼は私の指示を受け入れ裸足で体重計に乗った。その時、足の指の形と色が異様なのに気付いた。よく見ると、それは伸びた爪が指の形そのままに指の腹まで覆っていて垢が詰まっていたのだった。これには驚かされた。本人の同意を得て、肥厚した固い爪をニッパーで切った。その後も面接では爪切りや耳垢取りをした。ヒゲ剃りは毎回だった。彼は拒まなかった。濃いヒゲが首から顎の下まで伸びていて電気カミソリでは無理だった。二枚刃のカミソリを使った。彼は目を閉じて、なされるままに顔の角度をかえた。表情筋の緊張

はみられなかった。短い面接が終わるとニコッと笑顔をみせて退室した。長い面接には耐えられない人だった。（注23）

（注23）長い間アンダースタッフの病院生活を続けていた。一般に病態は重くても、静かに過ごす患者は治療スタッフの関心外に置かれがちである。この患者に家族はいなかった。病歴も不明だった。他のアプローチは考えられなかった。

〔不穏期でも働く患者〕

外来通院時に、生活リズムが一定化する以前に「働け、働け」と医師や周囲から圧力を受け続けた患者である。落ち着かない状態にありながら、しなくてもよい病棟の役割仕事に参加する。他患にも働くことを強要するため、同室の消耗状態にある患者は居心地が一挙に悪くなって動揺した。こういう人が複数いると病棟全体が騒然とする。（注24）

（注24）このような患者にもゆっくり休んで欲しい。休ませる治療方針が徹底したら、患者はさぞかし楽だろうと思う。やみくもに動き続けている姿には痛ましさがある。

ある月曜日（主治医の不在日）、患者Aが「明日先生に話があると伝えて下さい」と看護者に訴えた。入院して約五カ月の間、自ら訴えてくることがない人だった。翌日面接した。普段は水曜が面接日であった。Aは唐突に退院を希望した。切迫した表情で、「明日にでも退院させて下さい」と言い、思い詰めた様子だった。それまでの治療の流れからみて、急な退院要求が理解できなかった。訳を聞いても答えなかった。何があったのだろうかと考えた。翌、水曜日に理由がわかった。いつものように面接のため、患者をひとりずつ呼びに行く度に病棟の中を往復していると、「掃除しろ、寝てばかりいて怠けるな」と大声がする病室があった。他患に働くことを強要する二人の患者が箒を持ち仁王立ちになって、同室者に気合いを入れていたのだ。通常、毎週水曜日が病室の大掃除の日であり、職員が掃除機を使ってやっていた。手伝える状態の患者には箒で手伝ってもらっていた。

二人は職員の制止にもかかわらず手伝い、同室の患者にも要求していたのだった。Aはたまたま彼らと同室になっていた。このことが原因であった。Aはゆっくり休めなくなり、脅かされていたのだ。恐怖の水曜日の前に、切羽詰まって退院を希望したのである。Aに「そうですか?」と尋ねると表情で肯定した。Aはいつもトラブルから身を引く人だった。即座に部屋を替えた。次回の面接では以前の様子に戻っていた。しかし、退院の意志は変わらなかった。すでに家で療養できる状態にあって、本人の申し出がなければ、こちらから退院を勧めようと計画していたところであった。正式に退院を決めた。もはやAは退院の時期にはこだわらなかった。思わぬハプニングが退院の動機付けのきっかけとなったケースである。

この二人の患者が同室にいることは夜の回診で知っていた。彼らは多弁で好訴的であったが、他患に強圧的な存在になっているとまでは気がまわらなかった。平素から病棟の患者間の力動を見ておくことの必要性がこういう場合にもある。患者の部屋割りも軽視してはいけない。同室にどのようなタイプの人がいるか、相性はどうかを考えて配置することも大切な仕事である。

ついでに言えば、この二人のような患者を引き継いだ場合、私は一切の手伝いや役割をさせない。そのために何時間でも説得に当てる。看護者には彼らの手伝いを断るように指示する。彼らの行為の裏には、ある種の絶望感と孤立感がある。正当に評価されていない不満やヤケになっている気持ちもあるように思う。仕切り直しが必要だ。

〔初発時の体験がそのまま残って長期に続いている患者〕

発病時体験が未処理のまま混沌が続いている三十代後半の破瓜型分裂病の女性であった。生物学的時間が停止している感があった。経験的に、体験への治療的関与がないか、中途半端のままに十年余の長い年月が経過しているケースは治療に難渋する。患者の自助努力が効を奏することは少ない。日常は他患と交わらず、部屋でただひとり布団に入って過ごすことが多く、荒れると他患に乱暴したり衣類を破った。面接の拒絶も時にあった。応じた時は攻撃的に頭のテッペンから甲高い声を発し、目をつりあげて治療者を詰《なじ》り激しい退院要求と退院できない理由を問いつめる一方、別の日には小さな穏やかなトーンで発病当時の回顧と後悔、両親への気遣いをして、「そのうち外泊お願いします」と小さな声で言うことが繰り返された。機嫌がよいと化粧をして面接に臨むこともあった。発病してから十～二十年の間、この人も「揺れてやまない」状態が続いていた。(注25)

(注25) 面接の度に初発時の体験が昨日のことのように語られた。話題の転換が困難だった。せいぜい顔に疎《まば》らに長く伸びた柔髭を剃るか、爪や踵の手入れをするだけであった。外泊してもくつろげる状態になかったが、希望する時は三回に一回は許可した。予定通りに帰院することを拒み、家族を困らせた。

その度に、ナースをひとり連れて病院から遠くない家まで迎えに行った。

〈退院を待つ患者〉

身の回りの品物を紙袋やバッグにいれて持ち歩いている人がいる。いつでも外に出られるように身支度している。看護詰所の前にいたり、病棟の扉の脇で佇む姿を見かける。昼間も夜も同じである。「退院の迎えが来ています、出して下さい」と訴える。日によって訴え方の切迫感が異なる。頻回な訴えに困った看護者が病院の玄関まで連れて行き、誰も来ていないことを確認させることもあった。(注26)

このような訴えを幻聴や妄想による病的体験の結果として考えるならば、それは浅薄にすぎるだろう。(注27)

(注26) どの精神病院にも、退院を待つ患者がいることだろう。玄関まで連れて行って確認しても、患者は決して納得するわけではない。一縷の望みを易々と放棄することは誰であってもできないことである。待つことが苦手な患者がその日が来るのを待つ。希望を捨てていないことに注目して治療を進展させることは不可能か?。

(注27) 退院を希求する心性が幻聴や妄想の形をとるというのは早計であろうか。ひたすらに退院を待っている患者が行き着くところに幻聴があっても少しも不思議なことではない。それは病的というよりも人間の自然な感情であろう。また、そのような幻聴がなければ絶望しか残らないだろう。幻聴がかろうじて患者を絶望や死から遠ざける救いの主であると見なすこともできる。

〔生きていてもいいんですかと言う患者〕（症例Ⅰ、一四四頁）

かつて前医から引き継いで診ていた慢性分裂病者である。やっとのことで硬さがとれてきて、困難を抱えながらも仕事を続けていた、当時は三十代半ばの単身男性だった。彼は母親を亡くしてから、不安定になって失職し、一年半前から入院していた。食事を前にして箸をつけず、食べてもほんの数口であった。やせて沈うつな表情で肩をすぼめて力なく歩き、布団の上で悄然として座っている姿が見られた。自殺企図を繰り返すため、この病院では例外的に電撃が施行されたことがカルテに記録されていた。抗うつ剤も投与されていた。どちらも効果はなかった。ある夕方ロビーで、看護詰所の前にあった卓球台からドスンと落ちた。自殺企図とも救いを求める行為ともみえた（Cry for Help）。彼の行為はどうも後者のように感じた。

再び担当することになった。患者は母親の死や加齢などによる将来不安が病態に影響して、生きていく上での安全感やゆとりがなく、先を見透しすぎての不安な状態であることが分かった。これを電撃で改善しようという意図は、何もしないよりは良かったかも知れないと言いたいけれども所詮、無理というものであった。もっぱら支持にまわることにした。最初の三カ月で四kgの体重の増加と食欲の改善、顔色の良化、笑みがみられるようになった。活動性が高まり、動かないと身体が弱るといい、レクに参加し病棟の雑用を手伝った。野球が好きであり、アパート生活では自炊もしたし、小学時代から母親の料理を見ながら自分でもしばしば作ったことがあると語った。話題が膨らみ積極的になっていた。しかし彼は夕方になると不安な様子を見せた。夕方以降が鬼門の時間帯であった。幻聴が出没し、元やくざの幹部の名をあげて、彼に「一発殴ってもらわないと皆が不幸になる」と言い、

「生きていてもいいんですか」と聞いてくることがある。不用意に看護者の誰彼となく相談することもあるので、この問題は面接の時だけ話し合うと伝えた。自殺念慮はゆらぎつつも認められるが企図は消失している。だが活動性の高まりと共に自殺が実行されてしまう危険性は否定できない。気長に支持的に診察するのが今のところ最良の処方であろうか。

〔精神医学化された患者〕

診断名をはじめとし、幻聴、……妄想、……恐怖、アンビヴァレントなど専門用語を使う患者がいる。長い治療過程のなかで医師や他患から聞いたと思われる知識を披露する。この人たちには自分を精神障害者と規定するか、病気を職業としているかの感がある。(注28) 用語に呪縛されて病から回復した後も己を障害者と規定したり、患者自身が精神病に偏見を抱くようになる場合がある。社会の偏見と同様に、とても残念なことである。専門用語をうかつに使う診察にはこのような副作用があるのであって、精神科医に責任がまったくないとはいえないだろう。精神科医も患者も共に精神科の病を特殊化しないことが重要だと思う。診察は日常語で話しあう方がよい。われわれは治療の場で、専門用語を使うことを止めようではないか。せいぜい他医への情報伝達や公式文書、論文のみに使用を限定したいと考える。

(注28) このような患者には、私はまず脱精神医学化をはかる。専門用語は日常語に言い直してもらう。例えば患者が幻聴と言う時は、「それはどういうことですか?」と問う。「へえー、それを幻聴というの

ですか」と疑問符を投げかけ、「これからはふつうの言葉で話をしましょう」と言うことが多い。ここでは詳細は略す。

14

いうまでもなく病棟にこのような患者ばかりがいるのではなく、一部の例にすぎない。それぞれが違う病態にあって当然のことである。当初に述べたような患者もいる。だが、回復ベースに乗りそこなったか、乗れないままに長く経過している人たちの状態が常態として見なされているならば、これこそ問題だと思う。そこには精神科の患者が病の経過として辿りつく、なかば必然の姿と見なすような治療観や諦念が作用しているのではないか。われわれはもう一度考え直してみる必要があると思う。患者の経過は病院や病棟のシステム・スタッフによって違うだろうことは本文でも述べた。主治医による治療的対人関係の及ぼす影響はさらに大きい。

慢性患者には慢性に経過するだけの理由が十分にある。患者の特性にすべて帰するのは単純に過ぎる。仮に退院は無理としても、この人たちにも時間をかけて、過ごしやすい環境作りと苦悩を受けとめる努力がなされても良いだろう。諦めるにはまだ早い。そしてもう二度と慢性患者を作らないことがわれわれの使命だと思う。若い精神科医に期待したい。くれぐれも、「手術は成功したが患者は死んだ」「病理は分かったが治らなかった、自殺した」等と言うことがないように願いたい。自戒をこめて……。

第5章

精神病院の夜回診のこと

1

精神科治療病棟の患者の生活は暇ではない。病棟は、患者には日々の治療の場であると共に生活の場でもある。けっこう忙しいのが実状だ。朝七時の起床直後から服薬と食事を中心に、一時間刻みでスケジュールがつまっている。大勢の共同生活では何をするにつけても準備と後片付けに時間がかかる。患者に手伝ってもらわないと次の予定を消化できない病院も少なくないだろう[注1]。一時間は短く、スケジュールに追われる。それでも、午前は朝食を食べ終わると、再び床に入って寝てしまう患者が見られるのも珍しいことではない。朝食を食べないで寝ている患者さえいる（私は、無理に起こしてまで食事を促さない方針をとる）。多くの患者は、昼食後の一、二時間が昼間の病院生活で最ものんびりできる時間であり、公認の昼寝時間となる。そのうち、曜日で決められている、レク、面接、入浴、買物注文・配達がはじまる。病棟内は寝ていた患者も起きだし、大勢が一斉に行き交い、ロビーや廊下が患者で溢れる。呼び出しや予定などを伝えるマイクの職員の声はひときわ大きくなる。気の早い患者は、「お薬の時間ですよ」と放送される三十分も前から並んで夕薬を待つ。四時が夕薬の時間である（わが病院では、職員の勤務時間と業務の流れの都合でやむなく食前に服薬する慣習が続いている）。全員の服薬が終わる頃になると、配膳車が病棟に来て五時の早い夕食になる（現在は六時になっている）。数分で食べてしまう患者が何人もいる。箸の運びがおぼつかなかったり、嚥下が悪くて時間のかかる人、介助を必要とする人もいて、彼らが食べているのに掃除が始まることもあるのは困ったことだ。こうして、慌ただしい日中はまたたく間に過ぎ、夕方に移っていく。

夕方は特殊な時間帯である。昼間から夜への移行時間であり、そのどちらにも属さない（早朝も同じであろう）。こころと身体に疲れが出て、不安な気分に陥りやすい。一日が無事に終わったというにはまだ早く、緊張が十分には解除されていない不安定さがある。山口直彦らのいう「知覚変容発作」が好発する理由のひとつがある。(注2) この時間帯には、病院生活に限らず、職場や家庭生活でも人のこころに「魔」がさしたり、エアーポケットに入り込むような性質がある。交通事故の頻発と同様に、およそ考えられないような事件や事故が多発する傾向がみられる。(注3)

病棟の夕食がすんで片付けが終わっても（このごろでは通常六時三〇分頃）、職員がひと息ついて気を抜くのは、実はまだ早すぎる。この時間帯は医師もあまり注目しないことが多い。その割に「発作」や事故、トラブル、不穏化、重症者の様態変化が起こりやすい。われわれは帰り支度をしないで病棟を見回って観察しておく必要があるだろう。日勤医師が交代で、引き続いて夜の当直をするシステムの病院でも、主治医が担当患者の昼間とは違う状態を観察するのに良い機会となることもある（ついでながら、医局スタッフの都合で病院外の医師に当直を依頼した場合は、日勤医師が残って当直医に直接引継ぐことが常識であり、依頼を受けた医師は遅くても五時半までに到着するのが礼儀であろう）。

夜勤の看護者は六時前後に当番の日勤者の申し送りを受け終わって、夜勤体制に入る。ここで病棟は昼間の喧噪がようやく終わる。病棟はゆっくりしたテンポに変わり、患者に拘束の少ない自由時間となる。緊張度がぐんと下がる。彼らは様々な様子を見せる。不安が表情や動作に出ている人もいる。対照的に、くつろぐ人、早くから布団にもぐり込んでいる人、テレビを見ている人、部屋やロビーで他患と話をしている人がいる。夜は、病像が不安定な人にも鎮静作用がある。急性期や病態の重い人でも、不安や孤独感が強まることが少ないように思う。おおむね緊張が緩んでホッとできる時間である。とりあえず、「あとは寝るだけ」なのだ。

病院では、二人の夜勤者がペアを組んで同じ階の二つの病棟を担当している。その日の夜勤のスタッフが受容的で怒らない人だとわかると、患者は日中に解決しなかった不満・要求、個人的問題を訴えるか、相談するために看護詰所を訪れてくる。昼間ほどでないが、病棟内はざわついていて賑やかである。だが切迫感は薄らいでいる。どこか安堵感がある。回診をはさんで、消灯までの二〜三時間の日常の様子である。

回診が終わって九時の消灯時間後は大半の患者が自室の床に入り、すぐに寝てしまうか、同室者とお喋りしたり、ラジオを聞いている。ロビーには不安気な人や慢性的な不眠者がいるが、タバコを吸ったり、低い声でボソボソとくつろいだ話をしている人たちも散見される。フットライトと非常灯だけの薄暗闇にとけ込み、干渉する人もなく、ひとりになれるこの時間帯には特有の安らぎがあるようだ。(注4)「はやく寝なさい」とうるさく言うスタッフがいない夜は、不安が強い人も和らいでいて切迫度が低くなっているように見える。不眠の不安から逃れている患者の夜の状態は穏やかであり、早く寝てしまうのが惜しい、貴重なひとときになっていることがある。「消灯後のタバコの一服は格別にうまいんです」という人もいる。十一時前後に就眠すると報告する人が少なくない。

夜勤者自身が不安を感じやすかったり、おっかない人、ゆとりのない人の時は病棟の夜はどうであろうか。

(注1) 例えば、ゴミ捨て、各部屋の掃除、トイレ・洗面所・廊下・ロビーの掃除などがある。配膳や食器の片付け、食事の残り物の始末さえ患者に任されている病院もある。最近、多くの私立精神病院は看護基準を上げるために看護者の増員をはかっているが、未だに私立の精神病院のスタッフは不足がちである。現状は患者に雑役の手伝いをしてもらっていることが多いだろう。手伝いの限度の設定は病院の治療文化・治療姿勢・地域特性によっても大きく異なる。手伝いというよりも、中には使役として批判されるべきものもあると考えられる。いずれにしても職員が主体でやり、手が足りないときに「申し訳ないけど」の一言を添えて、協力を依頼するのが穏当であろう。

(注2) 病棟内での自殺企図は、早朝と夕食前後、消灯後まもない時間帯に好発する傾向にある。幸いなことに即座に発見されることが多い。そのため疑似自殺行為とか演技的行為と見なされることもあるの

だろう。

（注3）社会的地位の高い人の割に合わない犯罪、軽犯罪（万引きなど）がこの時間帯に起こりやすい。

（注4）病棟の中に、自由にいつでもひとりになれるコーナーや部屋があればいいと思うことがしばしばある。

2

一般に夜間の患者の訴えの総数は医師を含めた夜勤のスタッフによって大きく変動する。少ないことが良いのではない。いわゆるおっかないスタッフの夜は訴えが少なくなる傾向がある。患者は懲りているらしい。話したいことがあっても諦め、眠れなくても我慢して布団にもぐり込んでいる人が大勢いる。消灯後の病棟はひっそりしすぎていて、息を詰めている感じさえする。こういう夜は、病棟が異様に静かである。管理的強制力が働いていると思われる。せっかくの安息時間が台無しになって、安らいだ夜を過ごせない。

患者が朝のうちから「きょうの夜勤者はだれですか?」「当直の先生はだれですか?」としばしば聞いてくる心理の背景に、こうした事情があると考えられる。実際、彼らは朝のうちから夜のことを心配しているのだ。入院生活は長さにかかわらず窮屈なものだが、病院の夜は患者には貴重なプライベートな時間帯である。われわれはこの人たちにくつろいだ夜を過ごしてもらいたいものである。われわれは、そのための努力や工夫をしているだろうか。

3

わが病院では伝統的に七時三〇分から六つの病棟を順に回診する。当直医が看護者と共に、病棟の患者の各部屋に立ち寄って「お変わりありませんか?」と聞いて回る。八割が畳部屋、二割がベッド部屋である。半数は六~八人部屋、残りは三~五人部屋と少数の個室からなる(居住性が良いとお世辞にも言えない。改善に多くの難問があり、今後の課題となっている)。回診時に既に寝ている人もいるが、行儀良く布団に正座しているか(管理的な病棟の患者に多い。「膝をくずして下さい」と話しておく必要があるだろう)、あぐらをかいている人が半数、残りの半数は布団に入っていても寝ていない人、足を投げ出して楽な姿勢をとる人である。病態の重い人や不安定な人は一定した姿勢をとらず、回診にかまわず動き回っていることがある。隔離室の患者には、寝ついていないときは室内に入って話をする。治療者を寄せ付けない興奮患者には小窓から話しかけるが、こういう人は意外に少ないものだ。

回診をすることで患者は種々の訴えをする。便秘・下痢・不眠・発熱・風邪・胸のムカツキ・イライラ・ムズムズ・アカシジアなど様々である。時には、不安や深刻な大問題が語られることもある。不穏患者や興奮患者に迅速に対応することができる上、事故・自殺予防にも役立つ。初めて入院した患者の不安を和らげる作用もあるだろう。

この回診のやり方は故遠藤四郎先生の発案で病院開設時から始めたものだ。すべての病院に勧めたいことである。(注5)

（注5）これには病院全体の合意とシステムの変革が必要である。しかしその気になれば難しいことではないだろう。

4

当直の医師が病棟の中に入る回診をしないで、夜勤の看護者の報告ですますシステムの病院がある。（注6）慣れてしまえば同じだという意見もあるだろう。しかし、回診で患者の夜の状態を見ておくこと、訴えに応じることは治療に必要なことである。患者の不安も減る。彼らは状況依存性の高い人たちであるから、回診のシステムがないと医師に訴えたいことがあっても諦めてしまいがちだ。不眠や便秘などを夜勤の看護者に訴えるにしても誰でも良いというのではない。彼らは慎重に夜勤者を選んでいる。たまたま自分や他患が訴えて、説教されたり、嫌な顔をされた体験があると次からその夜勤者を敬遠する。「危うきに近寄らない」のが患者の心性である（ここにも彼らがふだんからスタッフを注意深く観察していて、スタッフの個々の人柄と性格をほぼ正確に把握している理由があるのであり、そこには認知の障害は認められない）。そのため、少々の苦痛や悩みがあっても我慢することがあると推測される。結果として身体病を見逃し、対応に遅れをとることがまったく無いとは言えない。例えば、イレウスや虫垂炎の発見が遅れがちになるのは、抗精神病薬によって痛みの感度が低下しているからだといわれている。身体の異変に注意を向けない（意識に上らせない）患者の特性もあるだろう。しかし、理由はそれだけではないと思う。なかには変調を自覚しながら何日も我慢し、切羽詰まって訴えてくる患者がいる。特に、破瓜型分裂病者に多く見られる。

どのような訴えでも「聞いてもらえる」という保証が治療者と患者の間で成立していれば、早期に異変を発見し、不測の事態を減らすことができる。治療力はもっと向上する余地があるのである。治療スタッフの観察に頼るだけではおのずと限界がある。

病院は精神科に限らず患者《ペイシェント》に我慢《ペイシェンス》を強いることが多すぎる。せめて夜間は穏やかに安心して過ごしてもらいたいとつくづく思う。

（注6）私は最近の五年間に別の二つの病院で働いた。それらの病院ではこのような回診の習慣がなかった。自分だけがこの回診をやることは医局や看護スタッフに不調和を起こすことになると予測された。そのため夜の回診はしなかった。患者は新入院が少なく、固定していたが、しないで良いという理由はまったくなかった。実際、問題が起こったことが何回かある。

ある病院では入院患者が固定していて、夜間はその病院に入院歴がある患者以外は入院を受けないことが関係機関に知れ渡っていたが、私は病棟回診をしない代わりに、救急の場合だけでなく夜間の入院依頼は断らなかった。「ベッドが満床」という入院を断る常套句は使わなかった。一晩で数人が入院することもあった。新患の入院は病棟を活性化させる二次的作用があった。入院を受けた当直医の私が主治医になり、新患の担当数が増えたが、若いときよりも綿密な診察ができた。治療経験の復習と補正にもなった。

5

昼間の回診は、個々の患者の訴えや相談を処理するというより、医師が病院にいることを知らせる役割があると思う。実際、夜の回診をしていれば患者が訴えることは少ない。一般の民間の単科精神病院は公的病院と違って医師がアンダースタッフであり、私のような常勤医でも四十人の患者を担当するので時間に余裕がない（担当患者数の限界である。診察の密度と質、患者に関与できる時間は患者数に反比例する。半分の二十人であれば、治療力は飛躍的に向上するだろう）。今の勤務先は私立病院の中では恵まれている方であるが、仕事の大半は患者や家族の面接に追われる。昼間の回診は儀礼的にするもので良く、各主治医は個人面接を中心にした治療を優先することで十分だと思う。しかし、夜の回診はまったく別ものである。

6

数年のブランクを経て、再び定期的に当直を始めることになった。ある時、若い研修医の当直時回診の仕方に教えられ、考えさせられた。一緒に回診した看護者から聞いた話である。彼は病棟の畳部屋を訪れると入り口の畳の上に腰をおろし、寝る準備をして布団に座っている患者と目線を同じ高さにするというのである。誰かに教わったことではないらしい。「見おろされては言いたいことがあっても言えなくなるでしょう」「映画でも子供を撮るときはカメラがローアングルになっていますよ」と彼は言う。

ヒトは成人してから学童期に遊んだ広場を訪れてみると、その狭さに驚く。本当にこんな所で遊んだのだろうかと目を疑う。身体が小さく、視点が低い子供時代には十分な広さであったのだ。誰もが経験することである。低い視点から見上げることは相手が大きく見えて圧倒されることだろう。子供を叱ったり、話をするときは、しゃがんで目線を同じくするというのは考えるまでもなく小児精神科医の初歩的常識であった。

また、この研修医が回診時にする患者への配慮にも注目した。ある病棟に当直医を意識しながら視線を向けず、枕元に本を積んで上半身裸で、布団に仰向けの姿勢でいつも本を読んでいる患者がいた。どの当直医も彼を覚えているほど特徴のある人だが、誰もあえて声をかけないですませていた。ところがこの研修医は彼に、「若いうちから悟りを開こうとしないほうがいいよ」とさりげなく声をかけた。寡黙な彼は返事をしたという。回診で話したそうにしながら、あるいは明らかに医師を意識していながら発言しない患者がいることがある。彼が声をかけたことには、そういう患者への配慮があったのであり（注7）、目線を同じ高さにする回診の仕方と無縁でないと理解した。

私は駆け出し時代から数えて千回余に及ぶ夜の回診をした。病室の大半が畳部屋だったので、いつも立ったまま患者の訴えを聞いていた。目線の高さをまったく意識したことがなかった。こんな初歩的なことに気付かなかった。これまで彼らを見おろしていたことになる。慣れは恐ろしい。研修医の話を聞いて思わず唸ってしまった。私の意識から欠落していたことである。目から鱗が落ちた気がした。個人面接の場では、患者と対等な立場にたつ治療を心がけていたつもりだったが、彼らの目にはずいぶんと威圧的な態度に映ったかもしれない。そのように受けとった人もいたことだろう。

実は研修医が始めたスタイルの回診は、すでに故遠藤四郎先生が一九六〇年代からやっていたのである。話には聞いていたが、私が当直をするようになった時は遠藤先生は当直をしておられず、他の当直医と同様に立ったまま話を聞く回診をする習慣がいつのまにか身についてしまっていた。同時に、回診を少しでも早く終わらせたい気持ちが働いていたのも事実だ。

遠藤四郎先生は部屋に座り込んで患者一人ひとりを指さしながら、「お変わりないですか?」と聞いたそうである。そこまではしなくてもよいだろうと私は思う。教師に指さされ、質問されたときのような緊張が患者に生じる可能性があるからである。

遅ればせながら若い研修医を見習って実行した。部屋の入り口で畳に腰を降ろしたり、しゃがむ姿勢をとった。回診時間が倍をこす一時間以上の長さになったが、部屋の雰囲気や患者の表情がいつもよりはるかに柔和に感じられた。これまでと違って硬い表情の患者が笑顔をみせた。「先生、その方がいいですよ」と率直に言う患者が複数いた。「腰に悪いでしょう?」と腰痛持ちの私を気遣う女子患者も顔では歓迎していた。回数を重ねるにつれて、これまでの回診時に一度も口をきいたことがなかった他医の患者が発言をするようになった。「先生、眠れなかったらお薬をいただけますか?」と初めて訴える人がいた。訴えても大丈夫と判断されたようだ。「夜になると下肢が冷えて痛くなるんですが、どうしたらいいでしょうか?」と苦にしていることを質問する人、「先生、この頃髪の毛が増えましたね」という感想を話す人もいた。(注8) お菓子を差し出す人には、「気持ちだけ頂きます。自分のために食べて下さい」と答えることにしている。女子の半開放病棟患者では、女性特有の無遠慮さと親しみを見せる。あだ名で呼んでからかったり、冗談を言う。プライバシーを聞く人(出身校、年齢、既婚か独身か、子供の有無などが多く、電話番号や住所を聞く人はいない)、丁寧な謝意を言う人、「風邪ひかないようにね」「お大事にね」とこちらが言うべき言葉をかける人などが増えて賑やかである。この病棟は長期入院者が多く、担当患者は一人いるだけだが、皆笑顔で好ましい雰囲気である。

私は以前から回診を通じて大半の入院患者と顔見知りであった。これまでは当直医としての関係だけに留まっていた。しかし、私はブランクの間の体験をもとに、治療の視点を病院に住む（世に棲む）患者の立場にシフトし、意識的にマイナーチェンジをしていた。タイミング良く研修医の回診を見習うことになった。これは回診時だけでなく、患者との関係を変化させた。他医の患者と会話量が増えた。主治医の治療を侵さない程度に接触する機会を持つようにした。おのずと名前を覚えるようになった。二人称はやめて、名字で患者を呼ぶことにしてみた（他医の馴染みのない患者が訴えてきたり、話しかけられたときは「お名前は？」と聞き、二人称ではなく名字を使う方がより治療的であると思う）。担当でない患者にも、多少は信用されるようになったという確かな感触が数カ月後に得られた。回診で得た個々の患者に関する情報量が増え、看護者や同僚に対する伝達性が改善した。副次的な効果として余裕を持って回診できる良循環をもたらすことになった。(注9) 私は、若いときは自分の担当患者のことだけで精一杯だった。他医の患者に対して事務的に対応するか、観察するだけにしていた。

今のところ夜の回診をやめるわけにはいかなくなった。

（注7）彼の意図は、せめて回診の時はふだんコンタクトがない患者に、当直医でも「気にかけているんだよ」というメッセージを送ることにある。同時に何事かの相談や訴えたいことを我慢している患者に

心を開いてもらうためでもあると思う。私も完全に同意している。主治医以外には（時には主治医でさえも）、治療スタッフの関与が少ないか、まったくない患者が病棟にいるものである。患者自身が望まないこともある。しかし彼らの孤独を汲む程度の関与や態度はやはり必要であって、決して有害ではないだろう。前章のふたりの破瓜型患者は安全を図るあまり、目立たずに過ごしているが、この人たちの孤独にも「安全」を脅かさない程度のささやかな治療的関与はあっても良いと思う。

もっとも当直医には節度が必要である。回診の場だけの会話にとどめるべきだ。これは外来で診察を待つ、顔見知りの患者に対しても同じである。声をかければ良いというものではない。

外見ほどには元気でなく、疲れやすくて未だに就労できず、焦りがちな状況にいる患者に、「元気にしてるかい？」「働いてる？」と精一杯の好意で尋ねる医師がいた。患者がもっとも引け目を感じるか気にしていることなので、入院当時からの主治医だった私にはとても困った経験であった。一般に自分が主治医でない外来患者にはさしさわりのない挨拶（会釈など）が無難である。

（注8）この人は長く入院していて顔見知りであった。回診で部屋を訪ねるといつもすでに入眠しているが、それでもむっくりと起きて表情で挨拶するのが常であった。「わざわざ起きなくてもいいですよ」と声をかけることはあっても話を交わしたことがなかったので驚いた。「私、そんなに髪が少なかったですか、前からそう思っていたんですか？」と聞くと、「ええ、そうなんですよ」と笑って答えた。今になって、何故この発言をしたのか。意味がわからなかった。何があったのだろう。

（注9）少ない夜勤スタッフで二百余人の患者と夜を一緒に過ごすのであるから、この余裕はとても大切だ。

通常、当直の夜は何事も起こらない。これはひとえに患者の自制によると私は思う。

7

夜の回診で、「眠れなかったら薬をもらえますか」と毎回言う患者がいる。

担当医は患者の不眠を想定してあらかじめ不眠時用の薬を指定している。患者も知っているのだが、それでも「眠れなかったら、お薬もらえますか?」と回診の度に不安な表情で訴える患者がいた。(注10)おそらく毎晩訴えているのであろう。その場で医師に約束をとりつけておかないと心配でいられないのだ。寝つけなくて消灯過ぎの遅い時間に追加眠剤を希望してみたものの、「横になって静かにしていればそのうち眠れるよ」「毎晩服まない方がよい」などと言われて取り合ってもらえなかった体験があると推測された。ひっそり過ごす患者は特に再々訴えることをためらうものである。結局泣き寝入りしたり我慢するようだ。現実に面接で、「あの看護者は、訴えてもクスリをくれないんです」と洩らす患者が稀ならずいる。

一方看護者には、夜遅く眠剤の指示を受けるべく当直医に上申し、逆に眠りを妨げられた当直医に叱られたり、嫌味を言われて懲りた体験が少なからずあるようだ。そうでなくても彼らは夜間は医者に遠慮する。当直医を起こさないのが良い看護者として評価される傾向にあるからだ。これは患者にとって大問題である。もともとの不眠(不眠に限らない)の訴えが、その日の夜勤の看護者(医者)次第で、ひょっとしたら眠剤をもらえないかもしれないという深刻な不安にとって変わる。朝から夜勤スタッフの名前を聞いてくる理由のひとつである。分裂病者に限らず患者は不安に陥りやすい。彼らに余分な不安を抱かせないことは治療の初歩である。

この患者は回診の仕方を変えた最初の夜、いつもの訴えをしなかった。偶然であろうが、訴えなくても必要な時は薬がもらえるという保証を感じとったのかもしれない。それまでの私は彼の不安を喚起する存在であった可能性がある。数カ月してから、彼は「うつというのは長く続くものですか？」と聞いてきた。「そんなに長く続いているんですか？　主治医はどなたですか？　このことを面接で話しましたか？」「辛いですね、でも短気を起こさないで下さいね」としか答えようがなかった。

このような訴えは主治医が当直の時はごく少ない。あっても定期の面接で話題になり、解決が図られる。当直をしない医師は、せめて夜間の看護記録に注意深く目を通すべきだろう。夜の回診をしていると、担当患者の部屋や寝床の位置、隣の患者との関係、同室者の病態や同室者同士の相性・力関係・力動を知ることができる。知っていることで患者間の慢性トラブルの原因が分かることもある。当直の効用である。(注10)

（注10）こういう患者は少数ではない。ある病棟に「十一時までに眠れなかったら、お薬もらえますか？」と当直医や夜勤者に言っていた十年来の患者がいる。彼にも不眠時に薬をもらえなかった体験がある。連日のために夜勤者によっては薬を出さないことがあったのだ。最近彼は言わなくなった。病棟の方針が明確に許容的になって、患者の訴えはまず満たそうという姿勢に変わってからのことである。

8

われわれが薬物に期待することのひとつに睡眠の改善がある。

通常、不眠の訴えには追加眠剤としてバルビツール（barbiturate）系化合物、ベンゾジアゼピン（benzodiazepine）誘導体、プラセボが用意されている。どれを投与するかは不眠の質と就寝前薬の内容を考慮して決める。時にはクロルプロマジン（chlorpromazine）、レポメプロマジン（levomepromazine）も使う。経験上分裂病圏の患者にはベンゾジアゼピン系の催眠剤は効果が弱いと考えているが（エチゾラム etizolam は例外的に有効という感触がある）[注11]、その種の追加眠剤でも、彼らは「眠れました」という。実は十分寝ていないにもかかわらず、薬をもらえたことで安堵感をもつのだろう。一般に分裂病や精神病水準にある病気に起因する不安に対して乳糖が効いたと認める人は、投薬をうけたことで安心した結果といえるのかも知れない。いわゆるプラセボ効果であるが有効に効いているとは思えない。例外はあるにしても、精神病圏の患者に対してプラセボの投薬は望ましいことではない。

かつて十年以上の長期にわたって連夜、「目がつる」と訴える患者がいた。その訴えをした時はプラセボか抗パ剤が常同的に投与されていた。ある日、効果を本人に確かめてみた。彼は、「実は効いていません。でも飲まないよりはマシです。少し安心できます。夜勤の人に嫌がられるので一晩に三回以上は訴えないことにして、あとは我慢しています」と答えた。この患者は病院開設時に他の病院から転入院していた。発病初期と転入院までの情報が足りなかった。分裂病、非定型精神病、てんかん性精神病（けいれん発作の既往と易怒性・爆発的興奮があったためであるが、確定診断の根拠にはならない）などと歴代の主治医により診断が異なっていた。脳波異常もあった。私が担当した時は病像は安定していた。とりあえずの症状レベルの診断として長い間 photo phobia（光恐怖・光過敏）といわれて院内では有名な人だった。彼は螢光灯の光を嫌い、部屋のガラス窓に新聞紙を貼って廊下の光を遮蔽した。夕方暗くなっても部屋の螢光灯をつけさせなかった。長い間入院生活をしている古参の患者に対して同室者は苦情を言わなかった。「光が目に飛び込んできて気になるからだ」と言った。実際私の目前で眼球が上方につり上がることが観察された。「眼球上転発作」であった。この症状はひょっとすると、精神病者に起こる不安発作の一種でないかと考えて、ブロマゼハム（bromazepam）を投与するようにした。訴えが目に見えて減り始め、そのうちに完全に消失した。プラセボや抗パ剤の投与を必要としなくなった。その後、(文献5, 10, 17-19)山口らが報告している「知覚変容発作」にもブロマゼパムやクロキサゾラム（cloxazolam）を使用する方針をとって効果を得た。消失しなかったり、改善をみなかったケースは今もいない。(注12)

（注11）エチゾラムが発売されて数カ月後に、分裂病者の就寝前薬としてクロルプロマジン、レボメプロマジンに三〜四㎎を追加して使用したことがある。患者の服薬の感想は一様に良かった。「これは効きます」という人もいた。これまでも新薬は症例を選んで、まず使ってみることにしていた。この時ほど率直に良いという答えを得た経験は他になかった。以来、現在に至るまでも精神病圏の患者の就寝前薬には、クロルプロマジン（+レボメプロマジン）+エチゾラム三㎎の処方を第一選択としている。一般に入院治療で新薬を使うことは、無効ならば即座に中止でき、有効なときは外来患者にも応用できる点にメリットがある。エチゾラム依存になった患者は退院後もいないとあえて断っておく。

（注12）「知覚変容発作」に気付いたのは一九八〇年の前後である。好発時間・場所がほとんど特定されて

いた。患者の方からすすんで報告してきた。常同的というより内容に深刻さを強く感じた。当初は、自律神経系に騒乱が起こるのと同様の意味で、何らかの身体のシステムの擾乱があり、「身体が記憶しているため、その余震のようなものである。徐々に弱くなり回数も減る」と患者に予測的に話していたように記憶する。実際、その通りになったのだが、今から考えるとずいぶんいい加減な話であり、冷や汗ものである。多少の信用を受け、辛さを汲んでいたことが薬の代用をしていたのかも知れない。

このphoto phobiaの患者の発作にも「知覚変容」成分がみられる。しかし当時は「眼球上転」に注目した。この患者の経験から「知覚変容発作」も精神病者に生じる不安発作の一種と考えた。まずクロキサゾラムを投与してみた。次いで、プロマゼパムを使い、いずれも著効した。積極的に薬を使い始めたのは一九八〇年後のことと記憶する。発作を起こすのは破瓜型分裂病者にほぼ限られていた。自分で対処法を見つけていた人もいたが、発作への対処を尋ねられたこともあった。日頃から面接でこの種の話題をとりあげるようにしていた。一回の面接が発作の話だけで終わることもしばしばあった。副次的効果として患者の一層の信用が得られた。一方、いわゆる「眼球上転発作」は分裂病者に限らなかった。非定型精神病、感情病圏の患者（基底に明らかな器質的脆弱性や間脳系傷害をもち、躁とうつの気分変動がある患者であり、定型的な躁うつ病者ではない）に観察された。この発作にも強い不安が認められた。また、二つの発作がほぼ同時に起き、どちらが先発するのか同定できない分裂病者もいる。分裂病者に起こる二つの発作は知覚と運動という成分の異なる発作形態であっても、極めて近似的なものと私は考える。情動と認知において共通しているではないか。山口直彦らのいう「知覚変容発作」は私の経験的事実とほとんど一致する。だが、「眼球上転発作」に言及しないことは不満である。むしろ薬理学者が両方の発作を取り上げ、薬物の副作用と結論する根拠のひとつにしているのは当然と言えるかもしれない。これは私にとっては皮肉なことである。何故なら、私はその可能性を否定しないまでも、当初から心因を重視していた。薬の副作用と考えていなかったからである。雑駁に言うと、「発作」は不安が高まって知覚の変容をもたらすのか、知覚の変容が先に起こって不安を誘発するのかという問題はおくにしても、「発作」には視覚性成分も大きく関与している。「シミが目につく」「光りが飛び込んで来て眩しい」「風景が平坦に見える」「コントラストが強調されて見える」「赤い色が紫に見えてくる」などの患者の訴えが多い。その際に、眼球の運動機能を司る筋肉の機能系が平衡を失い、もっとも強い上眼筋が優位に働き、結果として眼球が上転するという考え方も成立するであろう。薬物を服用していない分裂病者にも眼症状が多いのは周知の事実である。要するに二つの「発作」は異質なものでないと考える。分裂病者には二つの発作が起こりうるが、他の病者には、知覚変容を伴わない「眼球上転発作」だけが起こるという印象がある。詳しくは私の役割を超えるので述べない。「発作」が副作用によるものか、今も議論の分かれるところである。

定時処方に抗不安薬を併用することが多くなったので、この種の発作を訴える患者が少なくなったという印象を持った時期もあったが、最近はそれほどでもないと思い直している。時には抗不安薬の追加が必要な症例がいた。

当直の夕方に、自我漏洩症患者が「目がつる」と訴えてきたことがあった。処方上は、クロキサゾラム五mgが夕薬時のみに出されていたが、連日訴えが続いていることが分かった。緊急時以外は他医の処方に手をつけないのが原則だが、この時は即座にクロキサゾラム（五mg）三錠を分三にして、主治医の来院日まで追加処方した。私の経験では、特に入院患者の場合は抗不安薬を定時薬（分二ないし分三）に組み入れ、頓服と併用する方がより効果があるという感触がある。また、発作自体の苦痛を汲んでおかないと効果の発現が良好と言えない場合もある。

最近は「知覚変容発作」が拡大解釈され、本来の定義が拡散し曖昧化している傾向が見られるようだ。(文献5、10、17－19)

9

夜の回診で当直医に個人的な大問題を話す患者が時々現れる。

部屋には他にも患者がいるのに、主治医でもない当直医に「どうして自分は退院できないのか」「どうなったら退院できるのか」「わたしの病気は何ですか」「自分のどこが悪いのか」などの質問をする人がいる。また個人的な病歴を話して、「幻聴を治すにはどうしたらよいか」「聴こえるのは何故か」「テレパシーを消して欲しい」と言う人もいる。このような発言の裏には何があるのだろうか。「そんな大切なことは主治医に話したら」と答えると、「先生には言えない」「面接になると、言うのを忘れてしまう」「緊張して言えない、先生から言ってもらえませんか」などという。彼らは思い余ったかのように唐突に発言する。数日数週間あるいは数カ月の躊躇の後にするのであろう。それだけに決断のいることであり、患者本人には重大な関心事だと考えて良いだろう。当直医は主治医の治療方針に沿って慎重に一般化して答える必要がある。同室の患者も応対する医師の態度を見ていて、答えを聞いているのでなおさらである。この発言は同室患者の共通の関心事の代弁であることもある。彼らは必ずしも人ごとと思わないだろう……一般に患者は他患のテレパシーや妄想には「おかしなことを言ってる」と言いながらも、自らのテレパシーや妄想に疑義を持たないことが多い(注13)が、医師が発言者にとる対応に無関心ではない。

面接とは、患者が何を聞いてもよく、言いづらいことを話しあう場であるはずである。押し問答にならない程度に、面接で上記のことが話し合われても良いだろう。(注14)

当直医に、「身体にこれこれのことがあるけれど、(注15)大丈夫ですね」と確認を求める人がいる。心気的な訴えをする人もいる。常習的に身体の訴えをする人がいること自体、身体が診察の対象や話題になっていない現れなのであろう。たとえ心気症患者でも身体感覚を話題にして悪化する人はいないというのが臨床上の経験である。どうやら通常の面接では、身体は最も身近なことであるにもかかわらず、些細で平凡な事柄として未処理になるようだ。入院生活の苦しさ・しんどさを訴える人もいる。これなども普段から話題にしておくべきだと思う。とりあえず本人の治療に部外者である当直医に話せることは主治医にも話せる種類のことだと考えて良い。「話してもいいんですか?」と質問する患者には、そういうことを話し合うのが面接なのだと答える。

しかし実際の面接では症状レベルの事柄が話題になりやすい傾向にあるようである。(注16)「テレパシーはどうなった?」「まだ聴こえてくる?」と面接で延々と長期に問われ続けられている患者がいる。いわゆる「陽性症状」に焦点が当てられているのである。むろん治療的に無意味であるというのではないが、症状からの離脱よりは固定を促す作用があるのではないかと思われる。治療者が症状を完成させる感がある。話題に膨らみをなくし、患者に症状を常に意識させることになる。そのような治療に期待するほどの有効性があるかどうか、とても疑問だ。私は傷害性の方を危惧する。特に経過の長い患者の場合は薬物で解決が図られても、妄想や幻聴はすでに強固な薬物抵抗性を獲得していて効果が薄い。こういう患者には薬物の効果が限界にあることを知っておこう[注17]（患者の方から幻聴や妄想を話題にする時は、専門用語を使わずに話し合う必要がある。通常はサラリとするのが良いだろう。治療者は好奇心を持たない、禁欲的態度で接すべきだ。目を輝かせて「それから」「なぜ」と尋ねたり、矛盾を指摘するような態度は禁物であり、今では精神科治療の常識になっている。過去に病的体験を聞かれ続けた患者が幻聴や妄想を語る時は、治療者へのサービスであることが多い。それとなく話題の方向を……例えば身体感覚などに転換する工夫をしてみることも大切だと思う）。

担当患者のなかに、面接が始まると問いもしないのに、開口一番に「聴こえ」の内容を説明する人がいる。前のカルテを調べてみると「聴こえ」が常同的に質問され記載されていた。彼は身体症状や感覚に話題を向けても乗りが悪いのが特徴である。

（注13）これも分裂病者の七不思議のひとつであった。患者が他患の言動に対し「あの人はこの頃変なことを言ってる。調子がおかしいよ」と批判する一方、自らの妄想には疑問をはさまない。中井久夫は「実感は論理より強し」と言う。精神科に入ってまもなく感じたことで、ヴァレリーの言葉の「人間は自分と折り合える範囲でしか他人と折り合えないものだ」に示唆されたとのことだ。自分の歯痛は他人の病みとは比較にならないほど激しいという実感は、多くの人が経験していることであろう。

（注14）面接では何を言っても良いということは、治療者の保証が基本的前提になるだろう。しかし、「こんなことを言うと怒られる」という患者が実に多いのはとても残念なことである。患者は医師と対等の関係にあるはずなのに、現実はやはり弱い立場におかれている。

（注15）小さな切り傷、慢性湿疹、鶏眼、脱毛、爪白癬など。
（注16）病的症状を治療のターゲットにすることが、いまだ精神科治療の本道と考えられている。年輩の精神科医のみならず、若い医師にもみられる。統計や研究を主とする生物学的精神医学が更に拍車をかけるであろうか。
（注17）一方、医師自身を処方することは、どのような患者にも常に有効でありうる。医師は一種の薬でもある。

10

このような発言の根拠はもっぱら当直時の回診の体験と治療経験にある。

われわれが分裂病者とふつうに共有できる体験は、一般論としての病気・健康、職員や他患との折り合い、入院生活の辛さ、退院の焦り、気分（焦慮感、イライラ感、窮屈感、ゆううつ感、寂漠感、圧迫感 etc）、身体のこと（すべての違和感、疲労感、不眠、睡眠の質・量、夢、便通、頭痛など種々の痛み、めまい・立ちくらみ、胸のむかつき、悪心・嘔吐、口渇 etc）、やり残したこと、復職・復学、離れた家族のことなど無数にある。

回診での訴えの大半は、上記のような、ヒトが抱いて当然なものであって患者に特異的なことではない。むしろ非特異的なことに集中している。こういうことが不安と孤独感のもとに語られる。列挙に暇がない。誰であっても病院に入院したら不安を感じ悩むものである。さしあたり己に起こっている事態が主題となる急性期の患者も、入院によって不安、恐怖、孤独が増強されている。分裂病者はなんら特殊な人でなく、ヒトは皆同じと考えても良いのではないか。同じと考えられることを治療の対象にして良いのではないか。患者がテレパシーや妄想を訴えるにしても、それが問題というよりは、背景に不安があることを知るべきである。そもそも宇宙的大問題が語られるにしても、それは患者に特有なものでなく、人間という存在が内包する普遍の問題である。また、「ヒトは何故、生きねばならないのか」「人生とは何か」という正解が出ないか、いくらでも正解があるような哲学的命題に絶対の解を求め続ける患者がいても、それ自体は病とは無関係である。それらが問題性を帯びる時は、根底に生きることの息苦しさ、不安、孤独、悩み、各種のストレス、思春期心性などが影響しているだろう。不眠がいっそう先鋭化させていると考えることも可能である。問題を真正面から話し合うのはおよそ不毛だと思う。患者と共有できる体験をもっと積極的に取り上げ、背景にある心情を話題にして良いのではないかと考えるのである。患者が抱いて当然な事柄を汲みとり、努めて支持し共感する姿勢が治療的だといえるだろう。分裂病者は未来を先取りして不安や恐怖に脅かされやすい人たちであるから、これを理解して共感的態度で接することは不安を弱め、回復を進める力にもなるだろう。病的体験を話題の直接の対象にするより、よほど稔りがあると思う。

（古典的専門用語に「感情鈍麻」があるように、分裂病の特質として感情表出の乏しさが挙げられている。「悲しいときに悲しい表情ができないこと、苦しいときに苦しい表情ができないこと」が辛いという患者もいる。しかしこれは分裂病の本質でも特徴でもなく、長期の病歴や孤独で絶望的な苦闘、「病圧」によるものであると考える。治療初期からの気長で柔らかい、気持ちを汲む治療は分裂病者の情緒・感情表出を障害しないと私は経験する。分裂病者と情緒的共感ができる治療をめざすことで、われわれが抱きがちな硬直した回復像を変えることができるのではないか)。

分裂病治療の目標は不安や恐怖であって妄想や幻覚ではない。不安や恐怖が減弱すれば、妄想や幻覚が消えてなくなるのは臨床上の事実である。その逆は決して真でない。

これが分裂病治療において非特異的な症状を重視し、面接で話題にする理由のひとつである。(注18)

(注18) 精神病理学の危機が叫ばれている。妄想や幻覚、症状にこだわり続ける限り、おそらく危機はいっそう深刻なものになると私は考える。巧妙に臨床を装った病理学の論文も見受けることがないわけでない。ふつうの病者の普遍的な心理、不安や恐怖をもっと考察する必要もあると思う。病者とは精神病者だけのことではない。また個々の臨床から学ばないとすれば、致命的ではなかろうか。学ぶことは患者から聞きすぎることではない。聞いた結果が自殺につながる危険があるとしたら、そのような学問を治療学の対象にすることはできない。治療の失敗から学ぶことはほとんどない。内外の有名症例に自殺者が少なくない事実は一体なにを意味するのか、「手術は成功したが、患者は死んだ」というのでは困る。あらためてもう一度検討に値することだろう。精神病理学に依拠する余り、研究が治療的観点から遊離するならば、いっそのこと精神病理学は哲学者に任せた方が良いといいたいほどである。語弊を恐れるが、病理学者が診た患者のその後の状態は、回復の核になる芽が根こそぎ摘まれている感がある。すべてではないにしても、少なからずいるのである。自殺されないだけでもまだマシというべきか、いや、自殺者もいると聞く。

松本雅彦氏は精神病理学は遊びであるとやや逆説的にいうが、こういう認識の方が健全なのではないだろうか。精神病理学に限界を設定しながら、患者を「欲望の対象」としないで地道な努力をしている若い医師を知っている。このような医師の仕事は信用できると考えている。

11

回診に時間をかけるようになって一年余がすぎた。病棟で顔を会わせると声をかけてきたり、顔や目で挨拶する人が目立って多くなった。

ある晴天の日だった。中庭で全病棟の合同のレクがあった。昼食の弁当が配られ、喫茶、焼きそばなど即席の飲食店とゲームコーナーが作られていた。患者とひととおりの交歓をしてから、芝生に仰向けになって日光浴をしていると空気が動き、誰かが近くを通るのがわかった。その時「先生、お休みですか、お疲れですか」と独り言のような声がした。目を開けて見ると女性の患者がすりぬけて行った。彼女の顔は見覚えがあったが、名前は知らなかった。病態が軽いといえない、長期に入院している人だった。これまでの夜の回診でも話をしたことがなかった。勤めて長くなるけれども、この人に声をかけられたのは初めてのことだった。一瞬のことで「この人が本当に言ったのかしら」と耳を疑った。

女子病棟の患者で常に幻聴で悩まされ、起きている間はまるで笑顔を失って硬い苦渋な表情で、回診中はうつ向いて座っているSさんがいる。ある夜の回診で、軽口をたたく同室の患者と馴れ合いにならない程度の会話をすることがあった。その時Sさんが下を向きながら笑いをかみ殺した表情に変わるのを見た。最近Sさんのような人が増えた。これらをすべて時間をかけた回診のせいにするつもりはない。しかし、回診時の友好的な雰囲気や情緒的会話になにがしかの影響が現れているという感触が確かにある。

週に一回の回診が、疲れた入院患者の精神衛生の改善に僅かでも役に立つならば、もって瞑すべしである。もっとも、これには軽い副作用がある。患者が当直医に依存するようになり、主治医の治療方針の領分に入り込む可能性がある。距離を一定に保つ節度が大切だ。精神科医には難しいことではないだろう。

12

回診で訴えた患者に、「その後どうでしたか?」と聞くことはそれ自体がすでに治療行為である。昼間や夜の回診で訴えのあった患者に対して後日会う機会があれば、医師の方からその後の経過や結果を聞いてみることは、彼らとの関係をとても良くするという印象がある。医師が気にかけていることを態度や言葉で示す行為は、患者の疎外感や孤独感を軽減するだろう。声をかけられた患者はその医師を信用するというのが経験的事実である。彼らは感情をこめた表情と声で答える。その際の患者はふだんは見せない緊張のほぐれた話し方をする。「この前の便秘（その他諸々の訴えにも）はどうなりましたか?」と尋ねると、他医の馴染みの薄い患者や寡黙な患者、処遇困難患者でも率直に「おかげさまで」「良くなりました」と返答することが多い。

これは医者を処方することであり、必ずやった方が良いだろう。(注19)これがきっかけになって、患者とコンタクトがとれたり、いわゆるラポールがつくこともある。些細なことだが関係をスムーズにして回復に無視できない効用があると言っておきたい（治療は些細なことの積み重ねである）。

（注19）私はこういうことを特別に重視する。分裂病者と情感を共有できる機会はちょっとした些細なところにある。決して表面的なことと言えないだろうと思う。

13

夜の回診は医師本人にとっても勉強になるだろう。

それにはすでに述べたことを含めて担当患者の夜の様子を観察できること、患者が訴えることの裏には深刻な問題が隠されているのを知ること、看護スタッフや患者間の力動が分かること、時には関係を改善する機会になることなどがあげられるだろう。また定期的に回診をすると患者の病態に主治医の治療特性が出ていることがあり、患者を見て主治医を判別できるようになる。回診は他の医師の患者から学ぶことができる良い機会である。ある程度の経験と視点があれば、経過を継時的に見ることによって、各医師の患者の回復への辿り方と回復像がそれぞれに異なることを知るだろう。回復の段階や停滞の具合は、表情や態度を見るだけでそれとなく分かるものだ。退院が近い人はおおむね判断できる。しかし、退院予定患者の中にはもう少し時間をかけた方が良いのではないかと思われる人もいる。急性期を真っ赤に焼けた鉄にたとえると、表面温度は下がったが内側はまだ熱いだろうと思われる状態で退院してしまうが、数カ月で再入院してくるケースが稀ではない。退院を決める判断基準は今でも医師や学派によって大幅に異なっている（陽性症状が消失することで回復したと決めるのは早計であると私は思うのだが……)。退院後の経過が良く、再入院しそうもない人はほぼ予測できる。一方、高度に回復していると見えても退院しない人がいる。この場合は治療者の慎重な意図と事情を後で知ることがある。(注20)

(注20) 一生の間に医師が治療的に、ある程度以上の濃度をもって関与できる患者は数百人であろう。有限なのである。他の医師の診察を観察するのは、自分の治療スタイルを補正する最も良い機会である。書物で知識を得ることも大切だが、他医の治療現場を己の目で見ておくと治療上の細かいニュアンスを肌で感じとることができるだろう。なるべく長期に観察することを勧める。患者の回復に明らかな差があることを知ることができるからである。精神科医になったばかりの素人の間に(視点が新鮮なうちに)、やっておくことが良いと思う。また、キャリアを積んでからでも、素人的な姿勢を保つことが大切だと考える。

14

当直は患者の突発的な事故や重症者の様態の変化に備えることが、まず第一に求められるだろう。その上、ふだんの夜の回診は患者の訴えや希望、要求を聞くことが主な仕事である。不測の事態を防ぐためでもある。その上で、回診の心得として念頭に置いてほしいと思うことがある。

当直医は回診で各病棟の部屋を順に回って、患者の身体の訴えには薬や必要な処置の指示をし、要求や質問に対して返答をする。この時、当直医がとる発言者への指示や態度に同室者の注意と関心が寄せられていることを忘れてはいけない。患者は顔を伏せていてもこっそりと当直医を一瞥するのであり、反対側を向いていても耳は注意を集中している。回診で発言する患者の一部はほぼ固定している。常に好訴的な人は他の患者も認めていて、迷惑そうな表情を見せる。当直医も「またか」と事務的な態度をとることがないわけではない。この場合はまだ大目にみられる。しかし、唐突に重大問題を話す人やたまにしか訴えない人が発言した時は、同室患者の多くは当直医の応対を細かく観察している。その際に彼らは医師の品定めをするのである。(注21) 自分が訴えた場合に医師がとる態度を予測する。あの先生なら話しても大丈夫かといった具合に安全度を測っている。発言者は同室患者の代表でもあり、当直医は全員に関心を抱いていることを慎重に態度で示して対応すべきであろう。日頃は黙っている患者が最も秀でた観察者である。彼らが発言をするようになった時こそ、当直医はようやく信用に値する存在として認められたと判断して良い。

また当直医が焦って回診を早く終わらせようとすれば、患者はすばやく察知して訴えや発言を控えるが、当直医は夜勤看護者からの深夜の上申を覚悟しておくべきである。かりに上申がなくても、夜勤者の裁量で処理されるか翌日に持ち越されることになる。現実はこのような場合が多いのではないか。

(注21) 最近の話である。初めて当直をする研修医に回診のやり方を知ってもらうために、一緒に病棟を回診した。各部屋で、患者の訴えを聞きながら、「これから時々当直してもらうことがあるのでよろしく」と研修医を紹介した。女子病棟で、「先生、辞めるんですか?」と質問した人が二人いた。理由は

説明していても、ふたりの医師が回診するのは珍しいことであった。患者は実に変化に敏感な人たちである。先取りして不安を表明したのであった。われわれは患者のこういう心性をよく知っておく必要があるだろう。このようにみてくると電撃は、彼らが持つ高い感覚性・予見性を破壊する傷害性の強い治療と言えるのではないだろうか。

15

回診に時間をかける最大の理由は患者一人ひとりの様子を観察し、訴えや要求を聞くことを治療的チャンスとしてもっと積極的に活用したいためである。せっかく当直するのだから治療に役立てたいものである。親には話せないことでも、親しい友人や非侵入的な関心を持ってくれる周辺の人には話せることがある。同様に主治医に話しづらいことでも、見知った当直医に話せる事柄もあるだろう。回診で彼らの不安を多少でも減圧できれば、それだけで十分といって良いだろう。(注22) われわれは入院患者に対して言いたいことがあったら、どのようなことでも話して欲しいと願う。何を話しても大丈夫という当直医の保証は患者の安全保障感をいっそう増すだろう。われわれの方も患者に信用されるように努めることが肝要だ。それには治療者が開かれた態度を保持することが求められる。

（注22）精神科医に、自分が勤務する病院の当直を勧める理由だ。

16

当直時に自殺者がでた時は、患者の病態や特性、治療は別にして、回診時の己の態度を振り返ってみることが必要だと思う。単純にめぐり合わせが悪かったとするだけでは事態の把握が不十分な場合もある。間接的であるにしても、責任の一端があるかも知れないと考えてみることが大切ではないだろうか。そっけない態度をとらなかったか？　サインを見逃さなかったか？

治療者によって患者の自殺率に有意差があるのは、精神科医療の現場にいる私にとって経験的な事実である（統計的に有意差はないという報告があるとも聞くが、私の体験と異なっている）。同様に、夜間の自殺や事故は長期的に見て、特定の当直者（医師・看護者）に偏在する傾向がある。自殺など滅多にないことが重なって起きるとしたら、偶発事として片づけないで、誘発する何かがスタッフの側にあったかもしれないと謙虚に考えてみることも大切な態度となろう。「ツイてなかった」としか言いようのない場合も確かにあるが、単に「ツイてなかった」「運が悪かった」「仕方なかった」と言うのは、体験から学ぶ機会を失うことに等しい。

第6章
再発のこと

1

われわれが、一般に分裂病を語るときは、患者が回復のどの段階にあるのかを考慮せずにいれば、分裂病を理解する上で多くの誤解と過ちをおかすであろうし、再々おかしてきた。とくに慢性分裂病者においては、発病年齢や病歴の長さなどは参考にはなっても、およそ異なる病を論じていることになる。

2

私は駆け出し時代に、薬の使い方は引き継いだ患者の処方から学び、アプローチの仕方は先輩たちを観察して参考にした。臨床に携わるようになって最初に感じたのは、分裂病治療の難しさもさることなから、分裂病者は遠慮がちで一歩も二歩も身を引いている人たちだということだった。彼らは治療者の誠意には誠意をもって応えるのが常であり、人間の誠実さに飢えていて、むしろ敏感だった。彼らと接して、人間の尊厳としか言いようのないものを感じ、礼節を知る人たちだとも私は思った。彼らは精神運動興奮状態・幻覚妄想状態にあっても花、花瓶、絵画、カーテンなどに手を出したり、壊すようなことはなかった（私たちが窮地に陥ったり、ストレス過剰で興奮状態になったら、おそらく手あたり次第に壊してしまうことだろう）。学生時代の精神科の授業では幻覚、妄想、病識欠如、作為体験、連合弛緩、感情の平板化・鈍麻、荒廃などの症状名を覚えさせられたが、要するに分裂病者にはこのような症状があり、それらがあれば分裂病と診断され、訳の分からない予後の悪い病気とされていた。しかし、現実に病院で知った分裂病者は、授業で学んだ知識からイメージした像と非常に違っていた。治療者の小さな好意や僅かな援助、時にはちょっとした一言にさえも過分な謝意を述べる人たちであったのだ。理由なく（理由があっても）治療スタッフに乱暴する人は少なく、礼儀正しい人が大多数であった――「そんなことはない」と言われる医師は、もう一度初心に戻って、礼をつくして患者を診察して頂きたい。スタッフの方がよほど乱暴で横柄だった。医師も例外ではなかった。患者が興奮したり荒れる時はそれなりの経緯があるのであり、患者の言動が「了解不能」でないことを知った。授業では決して教わることのなかった多くのことを体験した。このことは大学の精神科教育者が解剖学的な精神医学を教えることに熱心であり、精神病者の心性を理解し共感する姿勢がなかったためでもあろう。硬直していたのである。特に治療に関しては不熱心であり、患者をなんとか治そうとする意欲が薄かったと思う。教育者の精神病者に対する基本的姿勢は「分裂病は分からない」「われわれとは違う」であり、患者の心性を理解する努力に疎く、無力的であった。事実、若い医師に対してそのように公言していた先輩医師もいた。学生の多くは精神病の治療にニヒリスティックであった。卒業して精神科を選ぶ人たちは変わり者と言われるか、単科精神病院の経営者の子弟がほとんどであった。一般に一九六〇年代はそのような時代であったのであろう。なにしろ患者が学生の授業でしばしば供覧にかり出されていた時代のことである。教育者の治療的無気力性は、反動的に大学の権威を一身に具現した「大学の偉い先生」を輩出した。無力を医師免許と大学に所属しているという地位で代用し、大学の医局と精神病院は患者の治療よりも医師の経済と病院の経営戦略において共存していた。大学から派遣された医師は、無給医師をはじめとして有給医師でも生活費の大半を民間病院で支えていた。一方、病院は大学の権威を表看板として対外的に利用し、治療が二の次になることもないではなかった。派遣医師は医局に閉じ込もっていたり、診療をしなくても許されていた。せいぜい少ない外来患者の診察に限られていた。入院患者の診察を迷惑がるか、歓迎しない病院さえもあった。この点において精神科医療は決定的に他科の医療と異なっていた。大学の治療技術（当時それがあったかどうかは別にしても）が精神病院に還元されなかったと言えよう。治療は軽視されていたのである。大学で指導的立場にいる医師が民間精神病院に入院している患者の生活環境を知ることは稀だった。だいいち大学人は治療の前線に立って指揮をする役を好まなかった。難解な用語を使って煙に巻き、現実に必要としている治療とはかけ離れた空論を弄することで己のプライドのよりどころにしていた感があった。たとえ患者の劣悪な環境を知っていても、それを改善しようという努力は経営者の安全を脅かし、大学は有力な関連病院を失うことになりかねなかった。

卒業した年の春、大学の医局員が東北地方の関連病院から招待されて病院を見学した。汚れた床にトイレ用の穴があいているだけで、自然光の入らない暗くて暖房もない保護室で泥のようにころがり、うめき声ともつかない声をあげている男性患者を見せられた。彼は特殊な症例だったのであろう。しかし、スタッフが治療的に関与している形跡がまったくなかった。寒々とした病棟では、たったひとつのだるまストーブを囲んで患者は群れるようにして暖を取っていた。見学者は言葉を失った。上級医師は月に数回出張して、その病院に慣れていたのだろうが、新人医師たちにとっては初めて見学した民間の精神病院だった。精神科の医療現場に触れて暗澹とした気分に陥ってしまった。

それからまもなく、私は二人の友人と都下にある精神病院でバイトした。そこは一時期ある大学の関連病院であった。当時は病室を改造した手術室で連日のようにロボトミーが行なわれていたと聞いた。

七〇年代に精神医療の改革に端を発して学園闘争が始まったのは不可解なことではないのである。

精神病者と接するようになって、私は精神科の授業や教科書から得た知識を当てにしなくなった。精神病者はわれわれとどこが違うのか。同じところはないのか。大した違いはないのではないか。われわれが分裂病になる可能性はまったくないと言えるのか。われわれが病気にならないのは、実は単なる偶然によるのではないかと考えないわけにはいかなくなった。

われわれは、先輩医師を観察するときはどんなところに注意したらよいだろうか。海釣りに例えてみよう。釣り人が、釣った経験のない魚を対象としたり、行ったことのない釣り場で釣りをするときは、まず初めに釣果のよいヴェテラン釣り師や船頭の釣り方を観察すべきである。本から得た知識は、とくに最初は一旦捨てた方がよいことがある。彼らは自分の経験により、様々な工夫をしている。道糸やハリスの太さ、長さ、針、竿の調子はもとより、釣り場にあった仕掛や餌を用意している。その上、魚の食いを良くするため、竿をしゃくって魚を誘う。そっと竿を上げて魚に「聞いてみる」こともする。魚探で魚のいるタナ（魚層）を知ることはできるが、それでも釣果に差ができる。海底の状態、潮の流れ、天候によって仕掛や餌を変えている。釣れた魚とのやりとり（かかった魚をバラさないように、糸の強度に見合ったリールのドラッグ調整や、糸の送り込みと巻き上げるタイミングのとり方。竿の弾性の利用など）、取り込み方なども見ておく必要がある。ビギナーズラックはあってもごく少ない。新米の釣り師は彼らの技術を、まず模倣することが釣果をあげるコツである。もっとも、魚を一匹でよいから釣ってみて、身体で体験しないことには真似のしようがない。場数を踏むことがやはり必要になる。そして、自分なりの工夫をして、試してみることが大切である。たとえヴェテランでも気付いていないことが沢山あるからである。また、潮が流れないときは、ヴェテランでも釣れない。彼らは潮が動くのをじっと待って、体力の消耗を少なくする。これも観察しておくとよい。

3

一部の治療機関では精神病者は個別性が軽視され、マテリアルとして扱われていると私はすでに指摘した。問題のひとつに、幻覚妄想患者や興奮患者ならば一律に電撃で改善しようという試みがなされている（〔症例G〕本章一一五頁）。医師や看護の平均的治療技術や治療力は六〇年代よりは向上していると認めて良いだろう。しかし、忍耐力においてはどうであろうか。低下していないか。患者を早く（しばしば見かけだけ）鎮静させ、力ずくでおとなしくしようというスタッフの姿勢がないとは言えまい。「早期退院」「早期鎮静」のスローガンによる圧力が潜在的に働いていると思う。アンダースタッフの病院においては時間のかかる精神療法より電撃のほうが時間的に簡便でもある。分裂病者の豊かな感受性や先見性をそぐような治療は、果たして真に治療の名に値することか。

一般に救急病院の入院は三カ月がメドである。それまでに退院するか（彼らの予後はどうか。私は分裂病者を三カ月で安心して退院させたケースはほとんどいない）、入院治療の継続が必要な患者は民間病院に移される。治療者は三カ月間だけ責任をもてばよく、その後の経過を考慮する必要も義務もないのだ。昨今は数カ月以内に退院させないと始末書や理由書を書かされる病院があるとも聞く。また、ある大学病院では患者の入院が一定期間をこえると、担当医の治療能力を低く評価する風潮があり、時間をかけた治療がしにくい環境におかれているという。そのため回復が不十分な状態にあっても患者は早期に退院させられることもあり、結果として短期間で再発を余儀なくされるケースが少なくないらしい。こういう治療は、患者が再発した場合に、ある段階以上に回復を進める上での大きな障害となるのではないか。このごろでは、かつての精神病院がそうであったように、大学病院や救急病院に若い初発の患者が入院するケースが増えている。その人たちが短期に頻回に再入院を繰り返したあげく、病院を彷徨して民間の病院にまわってくる。しっかりした初期治療を受けていれば、こんなことにならないですむのにと思うことが少なくない。

精神科が内科や外科を代表とする一般科をモデルとすることには限界がある。精神医学の一般医学化は、弊害が決して小さくない。これまでの精神科医療の歴史のなかで、漫然と長期に入院させられている患者が確かにいたし、いまもいる。治療スタッフの少なさと未熟な医療技術、精神科医の無為・傲慢・甘え（分裂病は治らない、再発しやすい病という悲観論、治らない病気には多少の荒っぽさや放置は許されるという迷妄がいまでも一部にみられる）、種々の社会的要因が関係していたと考えざるをえないが、それを弁護するつもりはさらさらない。確かに現在の精神医療は周辺のサポートシステムが充実しつつあり、平均的に全体の質は向上していると言えるだろう。しかし、精神病の医療は短期入院で十分な回復をもたらす治療の技術やソフトウエアを広く持ち合わせているだろうか。「早期退院」は「早期治療」と一対のスローガンであろうが、それは漫然とした長期入院患者や不必要に長い入院患者をなくすためのものだと考えておく方が無難である。私は「早期退院」自体に異議を申し立てるのではない。「早期退院」が治療者の強迫観念になることを危惧するのだ。患者の回復には、どう頑張ってみてもある期間は入院治療を必要とする場合があって、数年に及ぶことも少なくない（〔症例E〕一二二頁、〔症例F〕一二三頁）。やみくもに入院期間を短縮しようとする動きは大きな圧力となって医療スタッフを焦らせ、中途半端な治療を促進させることになるのではないだろうか。ということは頻回な再発をもたらしたり、回転ドア的な入院を増加させることになりはしないか（そのほうが経営効率を上げるという皮肉な現状がある）。だとしたら、患者はもとより関係者にとっても不幸なことである。患者に病気を職業化させる可能性もあるだろう。私は患者の自殺をもっとも恐れる。更に言えば、パラメディカルの人たちの苦労を多大なものにするだろうし、彼らをニヒリズムに陥れたり、士気を低下させることになると強く懸念する。これでは漫然とした長期入院はなくなっても、精神科医療のほんとうに基本的なところでは六〇年代とさほど違わないではないか。

すでに、われわれは、頻回に再発を繰り返す患者の治療を十分に経験してきた。入院の度に、家族を含めて関係者に苦渋な思いをさせ、ついに家族を再起困難なほどに疲弊させてしまった患者が少なくない。臨床医ならば思い当たる患者がいることだろう。治療初期からの治療関係が安定せず、治療が中断して病院を転々とし、患者の病態はもとより、社会や家族との関係を、ここまで複雑にこじれさせなくてもすんだのではないかと思われるケースのことである。もう少し身を入れて、手を抜かない治療をしていれば、患者はまったく別の経過を辿っていたのではと、つくづく思うことである。われわれは、せめて次世代にこの種の患者を作らない努力をすべきだと考える。再発やこじれたケースを見て、それを分裂病という病や個人の特性のせいにするのは素朴で重大な過ちである。

〔症例E〕 女性、慢性分裂病

〈妄想と幻想、体験消失後の困惑と寂蓼感、初回のやや長い入院、十三年後の短期入院〉

X年四月、勤務先の男性に対し恋愛妄想的行動、同時に異常体感、幻聴を疑わせる病的現象があり大学病院の精神科を受診した。通院や服薬は順調で、ほとんどふつうの状態が続いていた。二年後縁談があり、本人も納得して学生時代の同級生と結婚した。新婚旅行から無事に帰ってまもなく、新居から家出した。妄想の対象であった男性（以下P氏とする）を訪ね、そこで保護されて帰京した。数日後入院した。入社当時のこころの寂しさと辛さを語った。「同僚もおらず、大勢の上司に色々言われ、会社に慣れなかった。家では見合結婚を迫られていた。そのため母校の女子大や大学でカウンセリングを受けていた」とのことだった。その頃にP氏が入社してきた。患者は、P氏なら自分の気持ちを何でも分かってくれると直感し、初対面で結婚を申し込んだ——カウンセリングで、思ったことは積極的にやりなさいと指導されていたため、というのが理由であった。P氏は患者の心理的窮地を救う存在として現れたかの如くに入社し、妄想の対象となったのである（その後の治療経過は主題でないので大幅に略す）。妄想は「自分の幻想であり、間違いだった」「そうだとしたら、これからどうしたらよいかわからない」と語りながらも次第に終息し、十三カ月後に退院した。夫との生活を再開し、出産した。その後様々な不運が重なり、実質的には離婚となった。家族の協力を得ながら、子供を育て、母子二人の生活を維持している。私との治療関係は十数年であったが、二十余年に及ぶ安定した治療が継続し、X＋十三年後に一度だけ一カ月間の再入院をしている（母親の精神的不安定による緊急避難の入院だった。患者の発病や経過に父親の強い病理性が影響している。患者が安定すると、母親が一時期不安定になった。これにも父親が関係していたが、ここでは省く）。

〔症例F〕男性、破瓜型分裂病

〈初期の長期入院とその後の短期入院、学習能力の存在、世に棲む生活者としての患者〉

実母は精神病で患者が三歳時に死亡。母親の家系に強い遺伝負因があった。以後継母に育てられる。乳幼児期は発育が悪く、歩行も発語も遅かった。行動が鈍く、食事に二時間かかった。家人はこれらを発達の遅れとみなし、高校まで進学が保証されている小学校に入学させた。小学四、五年から頻回に夜尿がみられ、中学まで続いた。性に関心を示さなかった。友人はいなかった。高校時代に未知の人に平気で声をかけたり、躊躇することがなかった。成績は悪かったが、地理や社会に詳しいので家人が驚かされることがあった。高校卒業後、家人が知り合いに頼んだ証券会社に二年勤務した。真面目に仕事したとのことだが、その後は家業の手伝いをしていた。動作は鈍かったという。X年に妹の結婚式後、付き合いのない近所の家に行って嫁に欲しいとか、「玩具店の娘を嫁に欲しいから頼んでくれ」と言い、奇妙な言動が始まった。そのうち被害関係念慮・聴覚過敏・妄想気分などがみられ入院した。話の内容や文章などから判断して知能は境界以上のレベルにあることがわかった。幻聴が認められた（治療経過は本文の主旨ではないので略す）。

初回の入院期間は三年間であり、二回目の入院はX＋四年五月で期間は十一カ月、三回目はX＋八年九月から四カ月、四回目はX＋二十年一月から七カ月であった（私はX＋十六年～二十年の間は現病院での治療にブランクがある）。発病から二十二年間、通算で約五年間の入院生活をしたことになる。再発入院の度に入院期間は短くなっている。患者は家庭に事情があり、アパートで単身生活をしながら定期的に通院し、いつのまにか自分に合う仕事を見つけて働いていた。休日は入院中にできた友人と競馬やパチンコなど遊びに出かけた。旅行に行くこともあった。部屋に小鳥を飼って可愛がっていた。四回目の入院は睡眠リズムの乱れと疲労、困惑、消耗によるものであり、陽性症状はなかった。入院時に五三kgだった体重が退院時には六〇kgになっていた。

私の担当患者が再入院するときは、いわゆる陽性症状が再燃するためではなく、困惑や疲労が理由であることが多い。病的症状・体験に頓着しない治療方針によって、症状に気付かない可能性があることは否定しない。私にはこの患者の病的体験は見えない。そのまなざしで見ればあるのかもしれないが、これは治療の目標でも目安でもない。人格水準の低下などは感じられない。むしろ水準は上がっていると思う。患者は再発の度に、世間や職場での対人関係が改善し、心身の健康管理に気を配るようになった。患者には学習能力があるのである。社会に棲む生活者としての彼に対して、いま以上に何を望んだらよいか知らないし、まず求めようと思わない。いまや中年になった彼の孤独感をそっと支持したい。

〔症例G〕 男性、急性分裂病

〈早い外泊、電撃療法、困難な寛解導入、往診、患者や家族のもっともな不安〉

患者は大学卒業後、職業を転々としていた。人間関係に困難を感じ、同じ職場に二年以上勤まらなかった。発病は遅く三十代半ばであった。発病の契機は仲が良かった兄の自殺であった。兄は患者や両親と同居していた。社会的に高度な仕事を続けていた。患者は兄がクリニックに十年来通院して精神科の薬を飲んでいることを知っていたが、死の前日まで兄の変調に気付かず、「もっと早く気付いていれば」「もし僕の弟だったら入院させていたと思う」と悔やんだ。患者自身も不眠で数年前から投薬を受けていたのだが、兄の死後、食事がとれなくなり幻聴と妄想気分が始まった。結局入院することになった。幻聴に脅かされ、不安焦燥が強いためハロペリドール二〇㎎の静注や電撃が施行された。幻聴は消失し、入院三週目から外泊が毎週繰り返された。だが幻聴が再び出現した。種々の薬物が試されたが効果なく、不安を訴えて布団をかぶって終日臥床しているありさまが続くため、再度電撃が行なわれた。幻聴は一時的に消失し、患者はまた外泊を「行なうことができた」とのことだが、二週後には幻聴が再出現した。こうして患者は三カ月後に転入院してきた。

初診時に「気がかりなことは?」と尋ねると、「雑念や心配事が浮かぶ。幻聴が早くなくなって欲しい」と答えた。(「幻聴」という用語は医師が患者に使ったのであろうか。私は日常語に置き換えて使う。患者が精神科専門用語を知っていたり、使うことに治療上のメリットは何ひとつない)。私は彼に「当面は終日寝るか臥床して過ごして下さい」とお願いした。その後の面接で彼は「殺す」と脅かす幻聴の内容を意味づけ始めた(これがいわゆるサリヴァンのいう「妄想的色調」からの妄想的意味づけである)。「自分を心理的に追いつめて自殺させる組織があるんですか? 兄が自殺したのもそのグループの仕業だと思う」と言い、背後の真犯人を特定した。その一方で「僕の幻想というか……?」と半信半疑であった。ここで私は、「こちらから動き出さないこと。事実としてあるかも知れないが、何とも言えないところがある。あなた自身の健康が回復したら状況が変わることもあるかも知れない」と含みを持たせて話した。患者は終日臥床している姿が観察されていたが、聞いてみると夜の睡眠は十分ではなく寝た気がしないと言い、不安定であった。両親にも危険が及んでいないかと不安がることもあった。「頭が忙しい、寝てる間は暇だけど。途切れ途切れの幻聴がある間は厳しい」「困るのは自分の考えがまとまらない時。考えが延びていく。枝分かれする」とも語った。また、強度の見当識障害がみられた。自室を間違えて他患の部屋に入り込んだり、食事のテーブルがわからなかった。昼間布団を抱えて廊下をウロウロと徘徊したり、ポロシャツをズボン替わりにはいていることもあった。(中略)

ある日（入院三カ月後）、母親が面会に来ると、彼は外泊を申し出た。それまでにも外泊の希望はあったが、まだ早いので待って欲しいとお願いして納得を得ていた。その日の彼は外泊の身支度をし、荷物をまとめていた。もはや外泊を止めるのは無理を強いることであった。彼は予定の日に帰院しなかった。半ば予想していたことだった。翌日の午前に病棟主任とケースワーカーを同伴して往診に向かった。往診用具は持たなかった。家の応接間に通され、そこには仏壇に兄の遺影と花が飾られていた。彼は緊張した面もちで自室から出てきて、端然と正座した。「私たちは強制的にあなたを連れ戻しに来たわけでない。膝をくずして話し合いましょう」と伝えた。しばらく両親を交えて話をした。お昼時になって、いつのまにか寿司が配達されてきた。母親の配慮であった。これは断れなかった。一緒にテーブルを囲んだが、彼は寿司を嚥下できず食べるのをやめた。同伴者と両親に席を外してもらって二人で話した。「病院に戻って病気は治りますか」「自分ではどうしたらよいか決められない」「退院までどのくらいの期間がかかりますか」と聞き、いかにも不安そうだったが、帰院しても良いという様子が見られた。父親は職人気質の人で、病院一般を強く批判したが、「本人が戻ると言うならそれが筋だ」と言った。ところが、母親は「本人が帰ると言っても、もう一度家族で話し合ってから病院に行く」とオロオロした。母親が部屋に顔を覗かせる度に彼は躊躇し、合意は振り出しに戻った。ここでハプニングが起こった。往診車が他車の出入りを妨害しているという通報が警察から病院に入り、病院が患者の家にその旨を電話してきた。車のナンバーから病院の車であることが判明したのだった。母親の誘導で車を移動した。私は母親と二人になった機会をとらえて、「お母さん、お子さんはご両親の健康を心配して病院に帰れないいんですよ。今はとても大事なときだから本人を説得して下さい」と頼んだ。母親は頷き、家に戻ると、「車は大丈夫でしたか」と心配する息子を二階の部屋に呼んだ。しばらくして彼は降りてきて、「これから帰ることになりました」と言った。母親は、彼が残していた寿司をいそいそと別室に運んで食べさせ、帰り支度はしてないと言っていたにもかかわらず、衣類等が入った紙袋を出してきた。彼は自ら車に乗り込み、われわれは、夕方一緒に帰院した。

彼は七十余歳になる母親の健康を以前から特に気遣っていたのだった。その母親の説得が決め手になった。母親は息子が病的状態で、入院治療の必要は認めていたが、往診時に母親がとった態度はもっともなものであった。前の病院では毎日息子から電話がきた上、入院して三週目から外泊していた。ところが転院してからは電話が少なくなり、外泊は待たされていた。毎週面会に来てはみるものの、息子は寝ていることが多かったので、経過に不安を感じていたことでもあろう（家族面接では臥床や昼夜の睡眠の必要さを説明していたのだけれども）。年老いて病弱な両親の健康への現実的な不安と、両親が危害を受けるのではないかという妄想気分とが渾然としていた患者の精神病水準の不安を汲むこともなく、発病の初期に電撃を施行したのは寛解への導入を非常に困難な状況にしただけであったと思う。治療的に何ひとつとしてもたらされたものはなかった。早い時期の外泊に、あるいは「外泊ができる」ことにいかほどの治療的意義があるか疑問である。外泊には、個々の回復段階に見合ったタイミングが大切なのであって、単に、できるかできないかのレベルでの判断は意味がない。外泊だけに限れば、現在長期に入院中の患者でも過半数以上はできるのである。

患者は発病は遅かったが、それまでの生活歴から知られる如く破瓜型分裂病に親和的な人であった。兄もおそらく同じであろう。二人はとても仲が良かったという。兄は遺書も残さず突如自殺した（仕事上の顧客のデータはきちんと整理されていた。衝動的な自殺ではなかった）。患者には衝撃的なことであっただろう。その心情を、そっと汲み取ることに多くの言葉は必要ではなく、一貫して悼みの念を持った態度で接しておくべきだと思う。

4

すでに述べたことであるが、精神科医になって、初めの数年間は先輩医師の治療を観察する機会が度々あった。そして退院患者の半数以上が短期間で再発して入院してくることに驚かされた。分裂病者の回復は「治癒」ではなく、「寛解」と呼ばれていた所以だった。私は分裂病者の回復はそれほど脆いものなのかとも考えたが、再発しない人も少なからずいることも知っていた。これはどういうことなのか。再発が患者の病態や特性だけに原因があると思えなかった。再発する患者は何回も入院してくる傾向があるので、彼らの入院中と退院後の外来での状態像を観察することにした。そして患者に再発者が少ない医師の治療に関心を向けた。何が、どのように違っていたのか。

どうやら再発者は病的体験が消褪すると、のびやかさに欠けた状態でも退院が決まっていた。いかにも早すぎるのではないかという素朴にすぎる印象を私は持った。病的体験がなくなっているとはいっても、身体が縮んでいて歩き方がぎくしゃくし、表情がこわばっている患者は再発が多いと感じた。小さな負荷で容易に病的体験が発現し、不安定化した。一方、こころもとなさそうな様子を見せながらも、ふわりとした柔らかな表情を見せたり、全身から力みが抜けていて肩が丸くなっている人は再発が少ないことは対照的であった。特に破瓜型の分裂病者の場合に見られた傾向である。ゴムボールのように、少々の衝撃を受けて弾み凹んだとしても、元の形に戻る復元力があるのだろう。軟らかさは硬さに勝る。もとより外見からの観察は客観性がなく、単に主観的な印象にすぎないだろう。こういうことをスコア化するのは難しい。しかし意外に当てになるのである。看護者のなかに退院患者の再発を高い確率で予測していた人がいた。「あの状態で退院して大丈夫かしら?」「また戻ってくるのでは」と心配した。彼らは職業的な勘と経験で再発の危うさを主治医以上に感じていた。

一般に患者は退院が決まると、その後の生活を先取りして不安(すでに入院中から)を感じやすいものである。待ちこがれていた退院が決まっても明らかに不安気な様子を見せたり、医師にではなく看護者や夜勤者に退院後の不安や悩みを相談している場面をしばしば目撃した。退院を心底から喜んでいない患者もいたほどだ。病的体験ばかりが注目され、新たに生活を再開する患者の孤独や不安、体験消失後の寂蓼感を汲む重要性は知られていなかった(昨今はどうか、このことの重要さを精神科医は十分に承知しているだろうか)。勇んで退院する患者は再発しやすかった。不安を生活拡大や行動で解消しようとするのであろう。主に能動型の人たちである。自信なさそうにおずおずと退院していく患者の経過が良いのは、慎重で急がない生活から始めるためかも知れない。繰り返される退院要求やアクティング・アウトに治療者が閉口し、妥協の結果として退院した患者は次回の入院を予約しているようなものであった(こういうケースが案外に多い。難症患者が生まれる一因になることもおおいにある)。残念なことに患者は再発の度に病態が重くなっているように見え、病像が混沌化していた。再入院が数回も続くと、治療者自身が匙を投げたかのようなケースもないではなかった。当時は分裂病はきわめて再発しやすい難病であるとされ、再発を少なくするノウハウに乏しい時代であった。また、すでに慢性に経過している患者に対しては、先輩医師たちもアプローチと治療の展開に手をこまねいていた。あたかも海図を持たずに航海しているようなものだった。だいいち海図がなかったのだ。対症的な治療に終始していた。駆け出し時代の私は面接していて、目前にいる慢性患者が大河の対岸にいるかのように遠くに感じたことが何回もあったものだ（そのため、シュヴィング的なアプローチや身体診察・身体感覚に重点を置くようにした。診察を重ねているうちに、患者は微かではあってもどこかしら変わってくるのが感じとられた）。

現在でも再発のしやすさが問題となっている。再発の予防は不可能なことなのか。六〇～七〇年代は、漫然と長期入院させられていたり、退院しても再発を余儀なくされた患者が大勢いたけれども、昨今は六〇年代よりも分裂病治療の知識ははるかに豊富である。われわれは、すでに獲得している手持ちの知識やノウハウだけでも、十分に活用すれば、治療力は格段に向上するだろうと考えるが、その一方で、「早期退院」圧力が再発を促すのではないかと恐れる。いかにも治療責任に欠けていると思われる退院決定も行なわれている。全国的に平均レベルでの患者の回復度は向上しているだろう。だが、患者の高度な回復、柔らかい回復が望めない社会の性急さやゆとりのなさが心配である。精神科に限らず医療全般の予算の削減傾向（逆に先端医療への予算の突出）の兆しも同様である。

精神科医によって治癒の判断基準や患者の回復像が異なっていることが問題をいっそう複雑にしていると思われる。穏やかに世に棲みながらも働かないでいる外来患者に対して、働くことを要請（ときには強制）することは本当の意味で良質な治療と言えないだろう。それには再発促進・加圧作用がある。これまで、就労が即ち回復を促すというテーゼのもとに治療方針が立てられがちであった。しかし、この方針が患者を慢性化させ、頻回な再発をもたらす要因のひとつになることが決して少なくないと私は思う。ある患者は、歴代の主治医の就労を目標とした治療方針に対して、「突貫工事のようなものだった」「先生が言うのはわかるけど、苦しい時にやれと言われてもパッとやれないのが辛いのです」と語った。実際、その種の話をする患者が少なくない。また、学歴にふさわしくない職業に就いている患者が、分裂病を患ったために社会的に脱落したとか、分裂病者のプロセスとしての「人格水準の低下」「人格変化」によって社会的に脱落したなどと公然と言われることもある（〔症例L〕次章一五三頁に掲載）。

一流国立大学を卒業した患者Sは、将来を嘱望されて一部上場企業に就職した。しかし会社の複雑な人間関係とシステムに馴染めず、彼は退職して単純な肉体労働を選んだ。「何回か、自分と他人・会社とのことで精神を震撼させられた。おったまげたことがあった」「社会とか文明への苛立ちで自分の内的問題として会社を辞めてしまった」「生きていく上で、自分を表現しない方法を選んだ。更にラディカルな方法としては自殺だが、それはとらなかった」と言った。彼の人生を生きる戦術であった。「名誉も地位も望んでいない」「自分としては気楽に生きたいと思っている」「自分なりに生きていく感覚は持っているつもり」とも言った。彼は肉体的にハードだが、精神的に気楽な仕事に就いた。毎年シーズンの休日には、長く続けている趣味の昆虫採集に出かけ、コレクションを増やしている。患者はこうしたかたちで患者自身や世間・社会と折り合っているのである。私は彼の生き方にこころから共感し、支持した。彼に一目も二目もおき尊敬の念さえ抱いた。

一般に、自閉や撤退を病的とみるか、生の戦略とみるかは医師の治療観に依拠するところが大きい。同様に、「陰性症状」の判定とスコア化は治療者自身の活動性と治療観、人生観、生活観、患者の回復イメージと密接に関係している。「陰性症状」を排除することに治療目標をおく精神科医が多いようだ。製薬会社が新たに開発する抗精神病薬が、「陰性症状」の改善をキャッチフレーズにしているのは社会の要請でもあるのだろう。それにしても、「陰性症状」を病的な症状としてマイナスに評価しすぎていないだろうか？　評価尺度は、治療者サイドの価値感に基づく見立てに偏りすぎていないか？　回復状態のスコア化においても、事情は変わらないと思う。

第7章

慢性分裂病の治療とたかが体重などのこと

――初歩的な中医学・漢方・舌診をふくめて

1

分裂病者の回復の導入と展開をどのように図るか、回復の目安を何に求めるか。それが六〇～七〇年代の私たちの課題であった。先輩医師の治療実践を観察しながら、自分なりの経験を積むにつれ、治療上やってよいこと、やらないよりはマシなこと、やらないほうがよいかも知れないこと、してはいけないことなどの概観も見えてきた。治療に縦断的に関わることで、回復の段階ごとに、回復の目安があることがわかってきた。

これには病院のシステムが関係していた。主治医として入院から外来まで縦断的に治療的関与ができたこと、さらに面接という強い対人関係のもとで患者が辿る回復過程の長期にわたる観察が役に立った。病院は伝統的に主治医制である。担当した入院患者が退院すると、外来治療も担当医が継続するシステムをとっている。経験年数が浅い新人医師は担当患者が少なくて良いという原則がある。先輩医師から十人に満たない、さしあたり安定している慢性患者を引き継ぎ、患者の診察に慣れてから、新しく入院した患者の治療を任される方針が維持されていた。

急性状態で入院した患者の辿る回復がもっとも観察しやすく、メリハリがはっきりしていることに注目し、中井久夫の「寛解過程論」を参考にして、治療上自分にもできそうなことから真似してみることにした。経験を積みながら自分なりの工夫をした。回復の目安に体重と女性の生理（停止と復活）を加えて利用するようにした。これは慢性患者の回復の目安としても有効であった。再発を予防する目安でもある。

2

私は面接室の机の傍らに体重計を置くようにしている。いつから始めたのか記憶にない。外来や病棟患者を面接する時の必需品になっていた。私には体重計のない診察室はイメージできない。私は駆け出し時代から患者の睡眠や排便、体重などにこだわりを持っていた。なぜ体重なのか。

3

私の医師としての自己規定は少しはマシな臨床医になることだけであった。患者の病理が分からなくても、治ればそれで良いと考えていた——これでは科学にならないという批判はもっともだが、精神医学が科学性を求めすぎることに対して私は疑問を持っている。発病過程よりも患者の回復の仕方にもっぱらの関心があった。精神科では、治療者による患者の回復に及ぼす影響力の大きさは、他科の比でないという感想を持つようになっていた（今でも変わっていない）。他科では診断が確定すれば、先端的・試行錯誤的な治療は別にして、誰がやっても治療内容は同じであり、患者の治り方にも明らかな違いがないことで精神科治療と対極の位置にある（厳密に言えば違いがある。中井は、結核を治療するには抗結核剤の投与ですむと考えるのは、個々の治療に当たってほんとうに肝心のところで誤るという。結核患者特有の疲労感や透明な高揚感、行動パターンに専門家として通じていない医師がしばしば誤った治療に陥ったと指摘している。一般科の治療においても患者の心理や行動を知ることで、回復の仕方に大きな違いがあると考える。ひところ大病院の一般科患者が予後の悪くない病気にもかかわらず自殺する事件が続発した。入院による不安や検査疲れも影響していたことだろう。しかし入院患者の当然とも言える心理に通じていれば、防止できることだと思う。多忙な医師はどうも病者への説明や支持の絶対量が不足しがちだ。精神科医や精神科のトレーニングを受けた医師が内科や外科の患者に貢献できる余地のあるところである。リエゾン精神医療は、精神症状を発症しない患者にも広く適用されるのが望ましいだろう。精神療法的アプローチは有効であって、害になることは少ないと思う）。

精神病院に入院を必要とする患者には例外なく不眠があり、憔悴していると言って過言ではない。太って発病する分裂病者を私は知らない。精神症状と共に不眠と異常な「やせ」が目立つ人がほとんどである。これは何を意味するのか。「やせ」の改善は順調な治療によって得られる付随的な事柄である。不眠を改善すれば精神症状の何割かを解消するだろうし、苦痛や不安の減少が食欲増進と関係していることは精神科医に限らず、ヒトの共通の体験・認識である。中井久夫は「分裂病の回復にはいくつものパラメーターがある。まず容易に解決できそうなものから解決を図り、その上で残った問題を考えよう」「まずは黒板を消してみよう（白紙にして考えてみよう）」と言った（一九七〇年代はじめ、筆者が一緒に勤務していた時の私信）。ひとつの問題を解決している間に、別の問題が自然に消滅することがあるかも知れない。そうであれば分裂病の治療を僅かでも容易にする効果をもたらすこともあるだろうという治療戦術をとった。当時の精神科医は不思議と不眠に注目しなかった。ありふれた症状に関心を向ける人は少なかった。大学の症例検討会に出席する機会があったが、そこでも不眠や入眠困難は読み過ごされていた。発病状況と陽性症状ばかりが話題の中心になった。治療方針は語られても、不眠など非特異的症状の改善は等閑視された（一般に症例の報告内容は、その性質上いまでも病的体験が主題になりがちである）。睡眠が改善されれば消失してしまうような一過性の体験まで過大に解釈され、考察されていた。精神病を理解する上で多くの混乱と齟齬が生まれた原因のひとつではないかと私は思う。

私（私たち）はとりわけて睡眠の改善を優先した。大胆に薬物を使用し、睡眠の量と質の改善を図った。寛解の導入には睡眠の改善が第一条件である。そして私は回復の目安のひとつとして体重増加にも注目するようになった。診察時に簡単にできる体重の計測を始めた。実際、睡眠の量や質とか体重の増減が精神状態や回復の進み方と密に関係しているのは、どのような病態にある患者でも同じであった。症例検討会において体重の推移が話題にならないのは、私にはちょっと不満である。

一般に、人は数日の不眠や持続的な睡眠不足の状態下では、何が起こっても不思議ではないであろう。患者にわれわれの理解を超える言動があったとしても驚くことではない。頭のなかで整然と整理されていた体験、思い出、不満、後悔、満たされなかった事柄、人間の本質にかかわる問題や不安などが一挙に混沌化して出現し、形態をなしえないまとまりのない言動となって当然と言えるだろう。この事態は治療者や精神病理学者の興味の的になりやすい。われわれは、喧嘩や争いの際に思ってもいないことを口走り、相手を傷つけることがある。また不眠の翌日は同僚や職員の表情・態度、特に言葉や音に過敏になり、イライラすることも少なくない。不眠によって兆候的認知が優位になるのである。患者は、事態のレベルは違っていても似た状況にいるのであろう。注意すべきは、それは決して事態の本質ではないということである。われわれ精神科医は、これまでその状態下にある患者の言質にこだわりすぎていたのではないだろうか。

4

順調な回復の過程においては、体重が増えてくることは精神科医療にかかわる人ならば、誰でも知っている。しかし体重を計る行為自体にも治療的な意味があると私は考えている。

私の場合、通常の診察用具の他に体重計は必需品である。外来や病棟の診察場面で患者の体重を計った経験がない医師が意外に多い。入院患者の体重は看護記録で数値の増減はわかるが、ただそれだけのことである。体重のように、医師が自分で簡単にやれることをしないで記録に目を通すことは、あってももったいないものである。もったいないことだと思う。治療者の目の前で体重計に乗ってもらうことがすでに治療行為である。血圧や脈を計ることと同じであろう（体重計はアナログ式を勧める。なぜなら計りの針が示す数値の増減がわかりやすいのと、電子の場合、百g単位の変化も神経質になりやすいからである）。一分も要さずに、治療者と患者がそれぞれの目で体重の数値とその増減を実感を持って知ることができる（顔色の改善は、慢性患者の場合は主観になり難い。治療者が感じとるものであるが、むろん伝えておいてよいことである）。これは回復度の高い人や慢性状態にいる人に対しても実行する。「先月は何キロでしたか」と聞く。覚えていないと言う人には、数値を伝える。半年前や一年前、ときには数年前と比較して増えた（減った）体重を話題にする。そこから面接の話題が膨らむこともある。体重計に乗るときの動作（軽いか、ぎこちないか）、身体のバランスのとりかた（よろけることもある）、靴下の汚れ（生活の質、衣服への関心）などが瞬時にわかる。靴下を脱いで裸足になってもらうことで、皮膚の荒れや踵の角化、爪の形（伸び具合、変形、爪白癬——長期入院患者に実に多い）、鶏眼や指間の水虫の有無などが見てとれる。外来の男子単身患者には念入りにする——食生活が不規則になり、生活に疲れやすいためである。男性の単身赴任者の食事を思いあわせれば良い。体重を計る前の患者の反応も観察できる。その時は表情の表出が豊かになる傾向がある。無表情な人や無関心な人もいるが、それもひとつの情報となる。回復がすすむと、「計っていいですか」と自ら体重計に乗る患者が少なくない。

あらかじめ体重の増減を予測してもらうこともある。経過の良い人は自分の体重に関心を示し、一

kg程度の増減でも言い当てる。理由を聞いてみる。「身体の動きが軽くなった」「さいきん食べ過ぎだから」「食事が美味しくなったから」などと答える。増えた（減った）体重を喜ぶか、残念がるか、関心を持たないかを診る。

体重はその変化を重視する。一、二カ月前の体重と比較したり、一年前はどうだったかをカルテでチェックする。外来患者は、体重の変化がみられないのに消耗感なく顔つきがサッパリとみえる時期がくる。身体がしまって動作が機敏になってきた時である。その後から腹部がひっこみ、ゆっくりと体重が減り始める。就労（就学）の前後の時期である。

5

一般に、縦断的な体重変動の観察は回復の目安になりうるだろう。

体重は変動の仕方や推移に留意することが肝心である。とくに入院当初からの数カ月～半年間は増加傾向、退院後の一年間をすぎると減少傾向になるのが一般的経過である。時には数年におよぶことも少なくない。回復後期は比較的に健康であった時期よりもプラス五～一〇kgの体重でおちつくのが望ましいように思う（〔症例F〕前章一二三頁）。急激な体重減少が急性増悪に先駆することもある。急速な活動拡大や身体的に無理を重ねはじめたときにみられるようだ。いつも通りに食事していたとの家族の確認があるにもかかわらず、一、二週間で五～一〇kg痩せた外来患者もいる。急速な減少と同程度に、持続的な長い期間にわたる減少にも注意を要する（〔症例J〕本章一四七頁）。患者の年表作りの際に、体重値の項目を随時加えるのもよいだろう。入院から退院後の外来まで継続して治療を担当している者として、とりわけ強調したいことである。体重計測は身体に注意を向けさせる行為であり、サリヴァンのいう「辺縁的な身体感覚を意識に上らせること」を患者に期待できる点で治療的といえるだろう。たかが体重ではないのである。なによりも簡単にやれて傷害性がないことが良いところであろう。

退院初期の体重増加は良い徴候である。病み上がりの患者が、入院中よりもリラックスできていることの表れなのだ。過度の肥満は別の文脈での検討課題だろう（後述）。

中井久夫は患者の身体とマインドとが足並み揃えることの重要性を指摘し、「それを診るうえで、絵画と中医学をあげる。その患者には何を目安にするかがわかると、治療がとてもしやすくなる。髪の毛の艶であることもあり、にきびの消長であることもあり、服装であることもある。しかし、中医学の舌診と脈診が抜群である」（私信）と言う。

順調な回復は身体とマインドが足並みを揃えてくる。足並みを揃えさせるように計るのが無理のない治療と言えるかも知れない。

慢性分裂病者の回復と体重の変化を症例で提示する。

〔症例H〕 女性、慢性分裂病

両親健在。長女。三人の弟は皆独身。二十三歳時に発病した。幻聴・妄想気分・注察念慮が主症状。三回の入院歴がある。X年に退院してX＋三年に結婚したが、四カ月で離婚し実家に戻った。八年後に四回目の入院となった。入院初期は疲れたような、浮かない表情で動作は緩慢であった。家族からの孤立・見放されを心配した。家での八年間の生活を話した。テレビのある居間に入ると怒られ、母親がいい顔をしない。奥の荷物部屋の横にある部屋で過ごし、食事は家族が食べ終えてからした。毎日二、三時間、いつも同じ場所に行って人の働く姿を見ていた。家事はしないで、母親に頼りきりとのことだった。入院直前の行動も話した。前の入院のときに共同で買ったコップとか小物を病院に返すためと（病院と緑を切る意味もあった）、買った本を破損しないで本屋に返そうと思って歩いて家を出た。行き先はU市の本屋とN市の病院と決めていた。病院まで歩くのは無理だけど、お金もないので歩くことにしたという。彼女は翌日、卒倒寸前の状態で警察に保護された。見たくもないのに、嫌な夢ばかり見た。脅迫されたり、財産が減ったり、家が貧乏するような内容が多かった。

中期には、正月の外泊は無事に帰り、郷里や学童期の思い出を話し、初発のころの病的体験と短い結婚生活を淡々と話した。病棟では穏やかに過ごした。レクや作業には参加しなかった。私はそれを支持した。ときどきの母親の面会を喜んだ。幻聴が数回あったと報告したが脅かされる様子はみられなかった。距離がとれていた。浮かない表情がなくなり、にこっと笑みをみせ、硬さのないリラックスした態度の面接になっていた。ある日、自分の面接の順番がくると「先生、お疲れですね」と慰労するように言い、自分の面接を早く終える配慮をした。秋の運動会には参加した。母親と同伴で外出した。街をみて、寿司を食べてきた。行った甲斐があったと、嬉しさを表情に表した。

後期は季節感、ゆとり感、余裕感なども話題になった。診察室のシクラメンを愛で、窓ごしに視線をむけ、外の景色を見ては、「いい天気ですね。春めいてきましたね」などと言った。言葉が豊富になってきていた。絵画療法の内容は略す。「平和に過ごせますか」の問いには、「そうでもない、悩む。両親の加齢やこれからのこと。弟は親の面倒を見ると言わないし、どうなるのかなあ、お手伝いに行きたいなあ、でも当分無理なような気がする」と答えた。担当して三年目の二月にはじめての単独外出を希望した。買物し、食事してきた。これは中期には、そっと勧めても辞退していた。病棟での生活の幅が広がりつつあるが、退院にはまだ自信がないようであった。

この症例の主題はゆっくりとした回復をたどるときにも体重が変動するところにある。担当した治療初期の二年間の体重は六〇kgでほぼ一定だった。治療中期にあたる二年目から徐々に増えはじめ、二年でおよそ九kg増えて七〇kgになった。寛解後期に相当する後期の一年余の間の体重は七二kgで、再び一定した。身長が約一六〇cmであることを考えれば、肥満とみなされるであろう。だが更に回復段階が進めば、徐々に減少傾向を辿るというのが私の経験である。

〔症例I〕男性、慢性破瓜型分裂病

〔生きていてもいいんですかと言う患者〕（第4章八〇頁照）

前医から引き継いで以来、外来で診ていた慢性分裂病者である。患者は、困難を抱えながらも仕事を続けていたが、彼は母親を亡くしてから不安定になり入院していた。幻聴が主症状とのことだった。（疑似？）自殺企図のため、病院では極めて例外的に電撃が施行された経緯がある。抗うつ剤も

投与されていた。およそ五年ぶりに担当することになった。

患者は母親の死や加齢などによる将来不安が病態に影響して、安全感やゆとりがなく、先を見透しすぎての不安な状態にいた。外来時代と違って見る影もなく痩せていた。顔色悪く、頭を垂れて肩をすぼめ、トボトボと力なく歩いているか、自室では頭を九〇度に曲げ、身体を丸めて悄然と布団に座り、考えごとをしているかのように観察された（のちに、そのときは「未来がないように思っていた」と話した）。食事を待っている間も同じ姿勢をしていた。体重は病衣を着たままで四四・五kgだった。低い小さな声はいかにも不安気で消えいるような話し方をした。「先々を考えてしまう。迷惑ばかりかけてしまう」と語った。もっぱら支持にまわることにした。薬は変えないで様子をみたが（主治医と薬が同時に変わることは、二重の負荷をかけることになる）、舌診で虚症が明らかなので二カ月後に補中益気湯を加えた。便秘と下痢の交代があり、回復期臨界期に入った。三カ月後には、四kgの体重の増加と食欲の改善、顔色の良化、笑顔がみられた。しかし夕方から回診にかけて、「死ぬことにしました」「生きることにしました」と言うことがしばしばあった。「苦しくてやってはいけないけれど、やってしまった」と言い、卓球台から落ちることがしばらくぶりにあった。寂しさをしきりに訴えた。四カ月後に「眼球上転発作」が認められた。ブロマゼパム一五㎎を分三で投与した。以降、発作は消失している。五カ月後、久しぶりに自分で家に電話した。止めていたタバコを吸いたいと希望した。抗うつ剤を抜き、定時薬を全面的に変更した。幻聴や被注察感があったが、「辛いね」と支持するだけにとどめた。一方、活動性が高まり、「動かないと身体が弱る」と言ってレクに参加し、病棟の雑用を手伝った。野球が好きであった。「バッティングセンターでボールを打ち損ねるとボールが足に当たって痛いんですよね」とバットを振る仕草をした。言葉に実感がこもっていた。また、アパート生活では自炊もしたし、小学時代から母親の料理を見ながら自分でもしばしば作ったことがあることも話した。話題が膨らみ、積極的になった。患者はすでに昼寝ができるようになっていた。（中略）自殺念慮は次第に薄らいだ。自殺企図は消失した。

そのうち、心理士と同伴で散歩外出をするようになっていた。春だった。病院玄関前の枝垂れ桜を「珍しい」「もともと花が好きで育てたことがある」「また花を見に行きたい」と感想を話した。次回の散歩で香りの良い花をつけた樹を見て、心理士が思わず「いい匂いですね」と言うと、彼は「そうですね、いい香りですね」と相槌をうった。心理士と私は「香り」と表現する患者の細やかな感性に感動した。近くの園芸店の盆栽を見学したとき、「僕は姫リンゴが好きなんです」「入院前まで盆栽や鉢植えの花を育てていました」と言う人でもある。ロビーでゲームや麻雀をしている姿がみられるようになった。「麻雀はふつうにやっていると上がれるようになりました。でも大きな役ができそうになると、焦ってチョンボしてしまうんです」と笑う。手でパイをつかむ動作をしながら、「楽しんでやれるようになりました」と言う。彼が麻雀をしている格好は勝負をしている姿であり、動きの鈍い手先にしなやかさが見られるのが印象的である。

その後もいろいろな不安を訴えた。「自分がいると皆が不幸になる」「僕がひいた風邪がお兄さんにうっていないかなあ」などと言った。入院して以来、「死ね」という幻聴に脅かされていた。その都度、耳元で「案外、大丈夫だよ。今はそう思えなくともね」「今まで何とか大丈夫だったよね」と囁くことにした。「そうですかあ」と言いながら、表情がほぐれ、笑顔に変わるのを発見してから、この「囁き作戦」を続けている。不安にゆらぎながらも入院してから初めての外泊をした。「大丈夫かなあ」と直前まで外泊を迷っていたが、無事に帰院した。体重は順調に増えていった。六カ月後の体重は五一kg、十二カ月後には五三kg。担当して十六カ月後の体重は五七kgである。担当当初の体重と比較して、「約十二kg増えましたね」と伝えると、彼は嬉しそうな、なんともいえない微妙な表情をした。顔色が良くなっているという評価には、彼は両手で頬をさすってみたものの、診察の場ではピンとこないようであった。

私たちは、患者の健康な体験と繊細な感性をなによりも貴重なものとして尊重する面接を心がけていた。回復が軌道に乗り始めていることは体重の増加からも確認できた。

次いで精神症状の悪化と体重の激減の相関が著明だった症例である。

〔症例J〕男性、慢性分裂病

病歴三十年の男性患者である。数回の入院歴があり、今回は十数年前から入院している。寛解の一時期には外作業に出て、長い間開放病棟にいたこともある。私の記憶ではやや肥満気味の患者だったが、眼光鋭く、げっそり痩せていた。前のカルテを調べてみると、体重の記載はなかった。看護の体重記録が参考になった。X年六月、体重七六・五kg、半開放病棟にいた。それをピークに、ゆるやかで連続的な体重減少があり、以降の二十八カ月の間に二四kg減った。毎月の測定では一度も増加がみられなかった。病状悪化の理由で翌年十二月に閉鎖病棟に転入していた。X＋二年十月になって体重減少が止まり、X＋三年六月初旬に、この患者を引き継ぐまでの八カ月間は五二kgで、ほぼ一定していた。それまで彼はかつて開放病棟にいた頃の患者仲間たちの自殺を知っていて、「自分も生きていても仕方がない」と洩らしていた（自殺には伝染力があるのを忘れてはいけない！）。連日の不眠と激しい幻聴に悩まされ、頑固な便秘が続いていた。はじめの数回の面接では肩をすくめ、目を大きく開き、「頭の中が忙しい、人の姿が目に浮かんでくる、聞こえてくる、ぶっ続けで針地獄にいるようだ」と語った。体感異常もあった。舌診で、鏡面・無苔・萎縮がみられた。つらさを支持し、主治医交代時の原則を破って二週後から、前医の処方〔スルピライド（sulpiride）一、八〇〇mg、ネモナプリド（nemonapride）一八mg、ブロムペリドール（bromperidol）二七mg、カルバマゼピン（calbamazepine）2T／2x etc.〕を変更し、ハロペリドールデポーの注射は中止した。フルフェナジン（fluphenazine）二mg、ハロペリドール二〇mg、クロキサゾラム三mg、カルバマゼピン三〇〇mgと補中益気湯七・五gを食後に分三、ベゲタミン（vegetamin ※）A1T、レボメプロマジン（50）2T、エチゾラム三mgを就前薬として処方した。次週の面接で、変薬のおかげで「食欲が出てきた、コーヒーがうまく飲めるようになった」と言った。「便が出るようになった。一時の苦しさから思えば涙が出るほど有り難い」。体重が二kg増えた。便通は毎日一、二回あるようになった。睡眠も改善されたため、その後は夜間の追加の眠剤や下剤の投与を必要としなくなった。カルテと看護記録からは赤文字（夜間処置）がすっかり消えた。「幻聴は穏やかになった。薬の飲み心地は変薬後は良い」とのことだった。毎週の面接の度に計る体重は増えつづけた。十月には六四kgとなった。四カ月間で一二kg、一カ月毎に三kg太ったことになる。苦悶状の表情は消失した。全身から切迫感・硬さ（りきみ）が抜けた。歯科に通い始めた。ロビーで他患と好きな囲碁・将棋・オセロをしている姿が見られた。単独外出を希望し再開した。十二カ月後の体重は七〇kgで、その後は七一～七二kgで一定した。このケースの体重変動を図1で表した。

　患者に内科的疾患は認められなかった。体重の回復は難しいことではなかった。特殊な治療をしたのではない。まずはじめに不眠と便通の改善を図った。そ

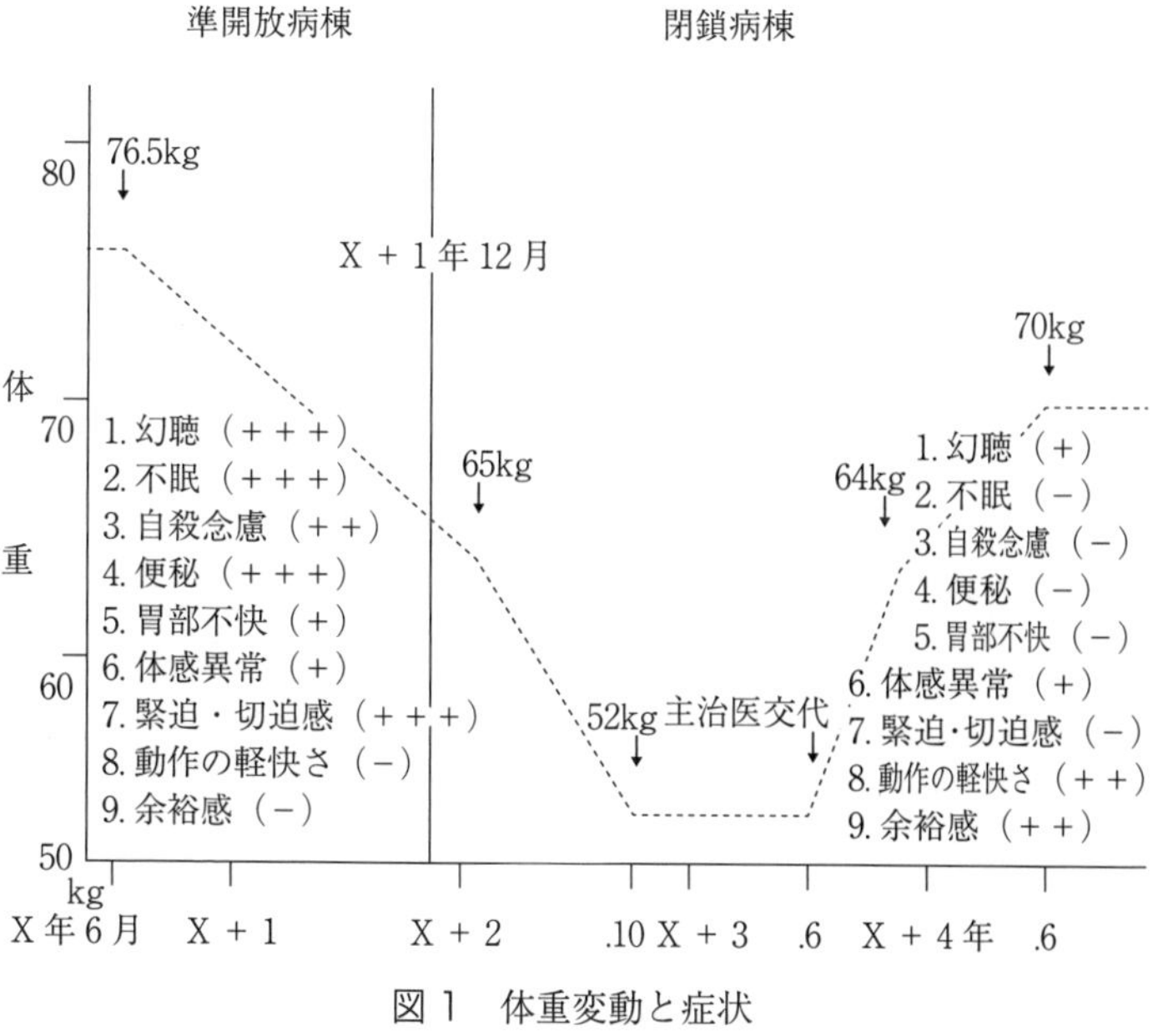

図1　体重変動と症状

のため例外的に急遽、定時薬を変更し、さらに漢方薬を追加した。そして異常体験（持続的な命令調の幻聴）による苦悩の受容、友人の自殺による不安の支持、身体診察などをしたことが有効だったと考えられる。

患者は二十八カ月の間に二四kgの体重減少があったわけだが、これは注目されていなかった。病的体験に焦点が当てられていた。しかも薬物のみによる解決が図られていた。頻繁に変薬することで面接時間が短縮されていたようだ。われわれは、治療者の言葉や支持を添えない薬物は効果が少ないか、ないことを常識としてよいだろう。まして、慢性患者は薬物抵抗性が高いのであるから。

〔症例K〕 男性、七十歳、分裂病、晩期寛解状態、舌診

四年前に退院し、外来通院している単身患者である。前医から引き継いだ。アパートで特定の人と付き合うこともなく、自室でひっそり生活していた。生活保護を受けていた。衣服は質素で、ブレザーは古く、ワイシャツは変色していたが清潔にしていた。初回の外来で私は自己紹介をした。言葉は少ないが、礼儀正しく、規則正しい生活をしているようだった。型どおりの診察をした。身長は約一七〇cm、体重は五七kg。「入眠にやや時間がかかるが、眠れている、食欲はあまりない」と言う。舌診をすると、舌は胖大で形が歪み、厚い燥苔と沢山のやや深い裂紋が観察された。舌は患者の苦難な生活史を物語っていた。高齢で単身生活をしているのにはワケがあるらしかった。とりあえず安定している患者には病歴を聞かないのが私の方針である。しばらくの間、同様な診察を続けていた。その

年の秋、食欲がなく、朝食をぬいた一日二回の食事が一回になることもあった。身体のために無理して食べていた。隔日に出来合いの、手間のかからない食品を買いに出て自炊していた。気分が落ち込み、「何をするにも億劫感がある」と言った。そのうち、満州に二十年いたこと、住所録をなくして同級会に出られないこと、そして住居を知っている人もいるけれども、自分がこんなあんばいなのでそれもできないでいることなどがわかった。患者はY市にいる息子の家で正月をすごした。知人から久しぶりに年賀状が三通届いたと報告したが、多くを話さなかった。その後も身体の不調感とゆううつな気分、将来不安が続いた。舌に変化なく、体重はわずかに増えて五九kgであった。担当して十カ月経っていた。その間の診察では、満州の生活と趣味にしていた釣りにまつわるエピソード、若い時に読んだ文学書などが話題になった。漢方薬の追加以外は前医の処方を変えなかったが、就前薬にエチゾラム一mgを追加した。十一カ月目、「寝つきが良くなり、味が分かるようになって食欲が出てきた」と言った。結核療養の繰り返しと苦労、家庭を持っていた時代のことを自ら話し出した。冷蔵庫が春先に壊れ、そのままになっていることも知らされた。早速、福祉課に連絡して善処をお願いして了解を得たが、結局息子が先に買ってくれた。私の申し出は空手形になったのだが、老人は過分な謝意を示した。徐々に体重が増えて十五カ月日には六四kgになっていた。舌も変化した。変形が消えて正円になった。舌苔が減って、裂紋が浅くなった印象がある。「長いトンネルを抜けた気がします。気分が良くなりました」としみじみ言う。老人は以前よりも淡々と生活している。

回復が進んで体重も舌も変化した。私には、舌形の著明な変化は初めての経験であり、印象的なことであったので報告した。舌のスケッチを図2に記す。

入院カルテを調べてみると、三十数年前に結核で、ある病院に入院して以来八回の入院と転院歴があった。四回目の入院からは幻覚妄想状態が主症状であった。その後は入退院の繰り返し、妻子との離別、胸郭形成手術、肉親の死、現症からは想像し難い荒れた生活史などが記載されていた。息子夫婦は経済的破綻により、父親との同居は難しい状況にあった。

最近は、中医学の文献や書籍が発刊されている。鮮明な舌のアトラス（『中医臨床のための舌診と脈診』神戸中医学研究会編著、医歯薬出版株式会社）もある。これらを参考にして、舌診はある程度の独習が可能である。私の乏しい経験では、地図舌（舌の表面の中央は淡い紅色、周囲は白色の斑ができる病変で、進行すると周囲の斑と斑が融合して地図のような様相を呈する）の患者は予後が良かった。切り傷のような裂紋は大病や生活史上の大事件の履歴を示していることがあった（夫が仕事の絶頂期に強盗殺人事件の被害者となり、寡婦として子どもを育て上げたうつ病の婦人の舌には、深くて長い裂紋があった。また、肺ガン手術を受け、肝炎を併発して長い闘病生活の後にうつ状態になった患者の舌には小さな裂紋が沢山みられた——この人は

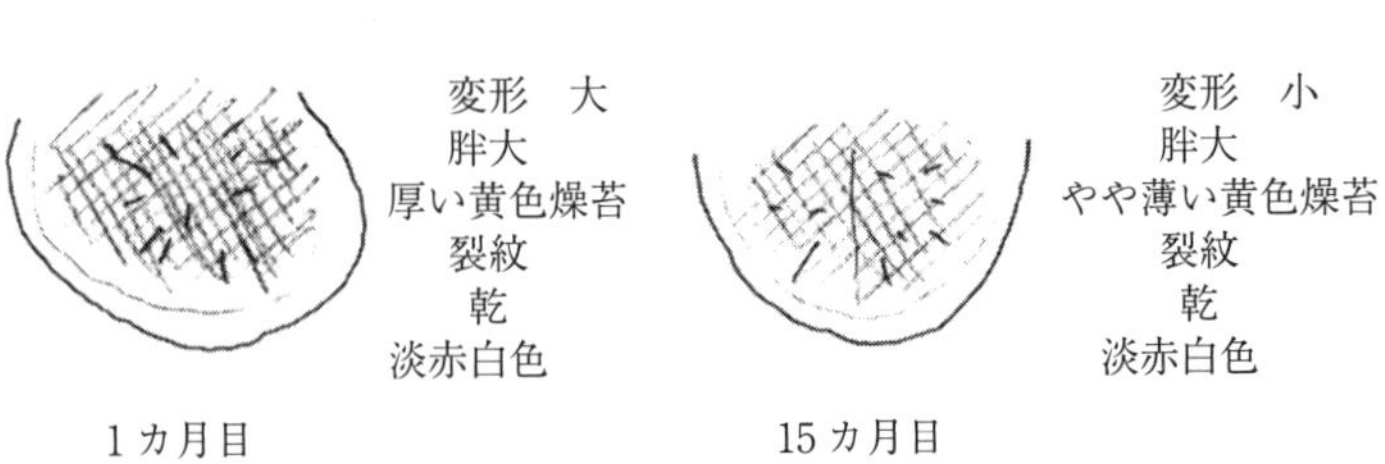

図の裂紋の位置は不正確である。スケッチの未熟さによると断っておく。

図2　舌　診

受診後安定し、十カ月で体重が一六kg増えて七八kgになった。裂紋は消失してしまった)。舌質の薄い鏡舌の虚症患者には、補気剤が有効であった。苔の厚い実証の患者には、龍胆瀉肝湯・黄連解毒湯・柴胡加龍骨牡蛎湯などを使ってみる価値があるだろう。この他にも滋陰降火湯・六君子湯・柴朴湯・柴苓湯・加味消遙散などがある。漢方薬を併用したためであろうか、頑固な便秘患者がめっきり少なくなった。おおかたの患者は便通が一日に一〜三回ある。一方、脈診は脈の早さや強弱はわかるにしても、精細な診察は舌診よりも独習が困難であった。マンツーマンの指導をうける必要があるように思う。文献だけではどうも細かい感触がわからない。日本漢方の特徴である腹診も同じだ。われわれ精神科医は、とうてい漢方の専門家にはなりえない。抗精神病薬ほどには迷わずに使える漢方薬の種類は少ない。しかし、とりあえず舌診だけでも慣れておくことを勧めたい。患者の経過観察に役立つ。

〔症例L〕男性、緊張病性分裂病

一流私大を卒業し、会社に入社した当日から不穏な言動がみられ、ついに緊張病性興奮状態となって二年間入院した。外来通院の四カ月目から担当することになった。カルテには、入院中は外作業を三カ月続け、ほぼ寛解状態で退院したと記載されていた。退院後、十社をこえる数の会社に応募していたが、どこも書類選考や面接で不採用になっていた。直前の診察で、「自殺の方法を考えている。考えないと気がすまない。自殺したくなるんです」とあった。初回はいつもの型どおりに診察した。睡眠(就床・起床時間、熟睡感の有無、中途覚醒、目覚めの気分など)、日中の過ごしかた、薬の飲み心地などを聞いた。昼まで寝て、焦らされる夢を見ていた。午後から夜の就床までラジオを聞いて、ゴロゴロしてすごした。便通は五日に一回の頑固な便秘とのことであった。舌診では、厚い黄色の燥苔がびっしり張りついていた。体重は五五kgであった。入院前期に最高六〇kgになったが、最低は四五kg、退院時は五五kgとのことだった。表情や態度が緊張していて、コチコチに硬い人であった。初対面のせいだけでないことが感じとられた二二回目の診察で、自殺念慮について遠回しに聞いてみた。「就職試験に落ちるようになってから、自殺の方法を考え、やり方を増やしてしまう」と答えた。四回目に、黄連解毒湯を処方した。「少しにがい」。

以降の経過は概述する。頭は騒がしく、「考えては疲れ、そして横になる。勝手に浮かんでくる。いつも同じ内容だが、考えてしまう」と言う。一方、便秘は治り、日に三回の少量ずつの便通があるとのことだった。最新の就職情報誌を買って、何回も入社試験を受けたが採用されなかった。「ガックリ」。「変態的なことを考えないとすまない。三時間に一回浮かぶ」。舌診により漢方薬を柴胡加龍骨牡蛎湯に変更した。「飲み心地はよい。前のようりうまい」。四ヵ月目体重五六kg。六ヵ月目龍胆瀉肝湯に変更すると、「前のより口が渇く」。相変わらず「頭が忙しい、ヒマになりたい」と言う。お金が儲かった夢を見る。ここで定時薬〔ブロムペリドール一八mg、パーフェナジン一二mg、モサプラミン(mosapramine)一五〇mg etc.〕を、使い慣れているフルフェナジン二・五mg、ハロペリドール二五mgなどにしたところ、数日して本人から緊急電話が入った。変薬した夜は浅眠で多夢、翌朝からイライラして目がまわる感じがして生きた心地がしなかったという。希望により元の薬に戻した。七カ月目に、「知覚変容発作」が以前からあり、続いていることが報告された。「夕食前の六時頃からイライラする。木目が気になったり、紫や緑の光が見える」と言う。クロキサゾラム四㎎の頓服がよく効く。排便は日に一回。動作軽快。頭の騒がしさはこのごろはない。早く仕事をしたいが、焦っていない。睡眠は十二時間。体重は五七kg。八カ月目に、「近くのスーパーに就職が内定した」と事後的に報告した。「ホッとした。いつもは十二時に起きるが、今日は八時に起きた」。五八kgになった体重を、「一キロ、太った！」と喜ぶ。次回の三週後の面接では、六時半起床。「チャンと起きれる」。仕事は、「立ち放しだけど、なんとかやっている」。出勤前の気持ちは、「抵抗がない」。仕事が終わったときの気分は「うれしい！　ホッとする」。変則二日の休日には、就職前のように「家でゴロゴロして、ラジオを聞いてすごす」と言う。体重は六〇kg。その後、患者は「仕事は疲れる」と言いながら、仕事が出来る喜びを話し、声には張りがある。身体の硬さが減り、怒り肩が丸くなった。就労して三カ月後の感想は、「疲れる」。疲れをとる工夫として、帰宅すると食事してからひと眠りし、それから入浴して、初給料で買ったCDラジカセを聞く。休日はこれが楽しみだと言う。六カ月経過後も、無遅刻・無欠勤であった。働く喜びは、「お客さんと接するとき」。緊張しない。こういうことは嫌いでなかった」。疲れは、「足にくる、立ち放しだから」。頭の疲れや気疲れはない。仕事が終わると爽快感があると言う。頭の忙しさはふつう、頭の回転もふつう。健康管理法は、「寝ること」。毎日の入浴を欠かさない。職場では、動作が「のろい」と年下の上司に叱られるが、「悔しくはない」。仕事にミスが多いと認める。顔色がよく、肌に艶がある。顔つきや身体にしまりが出た。体重の減少が予測されたが、六二kgに増えていた。便通は日に一～三回ある。舌診では、苔は微黄膩苔に変化し、舌先は淡赤色であった。乾燥していなかった。その後、体重はさらに増えて六五kgである。

こういうケースを私はほとんど経験したことがなかった。就労はいかにも早すぎると感じたうえ、緊張が強い人なので長くは続かないと思った。接客業のような仕事が向いているとは思えなかった（このごろはそうでもないと思っている。案外合う人もいる）。就労前から僅かに体重が増えていたが、就労後も増えることは予想しなかった。患者が仕事に喜びを感じ、健康管理に注意していることが回復を進める力になっていることは確かであるが、仕事が終わって、「ホッとする」「爽快感がある」という感覚をもてることも回復に重要な要素となっていると考える。また、そういう感覚を意識に上らせる治療を重視したい。尚、変薬はいかにも力価の幅を無視したものであった。患者がすかさず連絡してきたことを評価したい（豊富な入院前の病歴・エピソード・入院経過には触れない）。

これまで体重の増加が回復と相関した症例を挙げた。しかし、症例の文中にあるように、体重は外来や入院患者に二週に一度、ときに毎週計ったが、あくまでも目安のひとつとし、主に患者の非特異的な身体症状や患者の心情、感性、情緒を尊重する治療を心がけているつもりである。提示した症例はそれぞれの回復段階が異なっている。なかでも慢性分裂病者については、病的体験からくる症状にとらわれすぎないアプローチの仕方を示しながら、いささか冗長だが、患者の言葉を中心にカルテから抜き書きした。もとより、これらの症例は「症例報告」として提示するつもりもなく、聞かないですむことは聞いておらず、日常の診察スタイルをくずしてまで情報を補強することはしなかった。私の怠惰が主な理由だが、「症例検討会症候群」に陥らないためでもある。

「症例検討会」は、まず症例を呈示する医師の側からすれば、症例に関する情報のあらゆる質問に答えられる準備をしておく必要が起こる。治療の流れの中で聞かないですんでいることは、ふつうは聞かないのが常道だが、治療者は参加者のあらゆる質問を想定し、答えを用意しておかねばならないという強迫に陥る。そのために患者の秘密まで侵襲的に聞いて情報の収集を補充しておく羽目になる。これはすでに治療に寄与する情報ではない。検討会参加者のためのサービスに堕する。また参加者の意見は、治療の実状からはずれたものも多いのであるが、治療者は屈服して意見を過大に重視する。「ああ、そういう診かたもあったのか」とか、患者の病理が分かったような気になる。治療者はそこで気が抜けて治療熱が一挙にさめてしまって診察が疎かになるか、反対に意気込んでインテンシィブな診察になりがちになる。患者のほうは、秘密を奪われ萎えてしまったり、硬化する。こういう現象を「症例検討会症候群」と言い、一般に、呈示された症例の予後は屈折し、スムーズな回復を辿らないことが少なくない。そうでなくても治療者の興味の対象になった患者の予後は芳しくない。

6

既に肥満状態にある慢性患者がいる。その人たちの肥満を解消するために苦労していると言う医師が大勢おられるだろう。その意見には、私は肥満患者が回復のどの段階で停滞しているかを、まず考えたい。おそらく寛解期初期からせいぜい中期に留まって慢性様態を呈し、その段階で準安定状態に入ると推測する。肥満は回復段階と連動しているのであり、例えば、寛解期後期の患者は回復がすすむと増えた体重が減少傾向になるのと同様に、慢性患者が回復過程に入れば、一旦は太ってもほどほどの体重になるというのが私の経験である。また、回復が高度な状態の人は、肥満していてもそれはそれでいいのではないかと思う。ゆとりが出てくれば、おのずと体重に関心をよせるものである。ひそかにみずから間食や主食を制限し、ダイエットすることが珍しくない。

私は、むしろ痩せ、それも異常な痩せかたをしている慢性患者が気になった。

7

病院に再び勤務した機会に、引き継いだ慢性分裂病患者の約十五カ月間の体重の変動を簡単にまとめてみた（図3）。

該当患者二十五人のうち、二十一人（①〜㉑）の体重の推移をグラフにした（④⑧㉑は期間中に再入院し、⑦⑯⑰の三人は引き継いでから半年を越える）。④⑧㉑の再入院患者と⑩を除く全員が一年〜十数年継続して入院している。内訳は、転勤前に外来で担当していた患者が三人（入院中に前医から引き継ぎ、退院後も外来で数年間の治療関係がある…①⑯⑳）、前医の担当当時から見知っていた長期の入院患者が十一人（〔症例J〕一四七頁、④⑥⑨⑪⑭⑮⑰⑱⑲と開放病棟患者一人。④は退院した）、初顔の患者が五人（②③⑧⑩⑫…⑧は入院して七カ月、⑩は一年に満たない）、転勤直前まで主治医だった患者が六人（病院を転々とし、ようやく現病院に定着した退院歴のある患者⑬と開放病棟患者一人。前医から引き継ぎ、退院困難な患者⑤。初回入院時から担当して再入院している患者⑦㉑と開放病棟患者一人）である。開放病棟の三人は変動が少なくほとんど一定していたので省略した。治療期間が半年未満の入院患者（四名）と退院患者も除いた。男性が二十四人、女性は一人

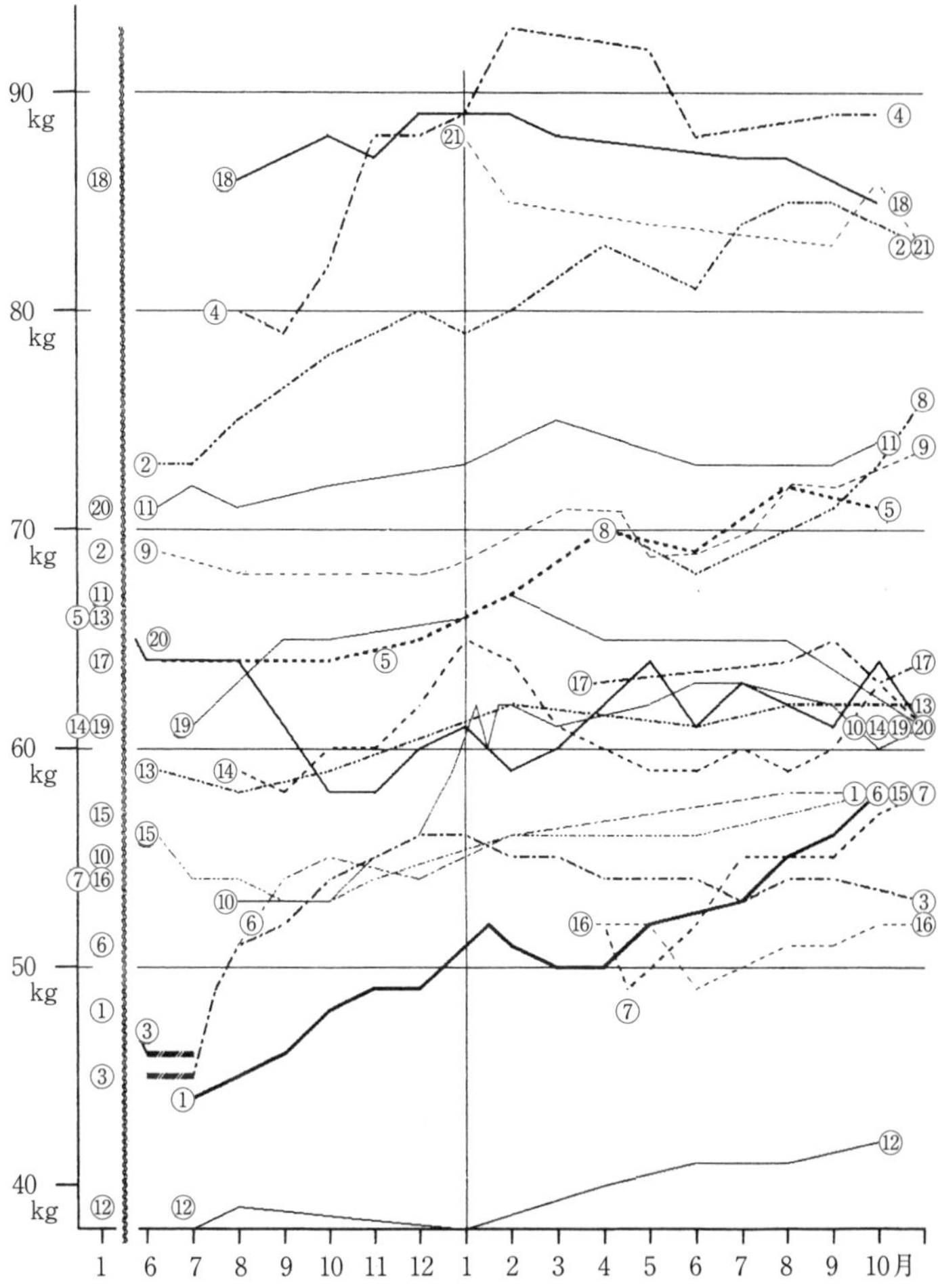

図３ 体 重 変 動

⑫）。〔症例Ⅰ〕（一四四頁）は①。〔症例J〕（一四七頁）は図1（一四九頁）に表した。引き継いだ患者の年初の体重も参考までにグラフ上に記した。

私は、五年間病院を離れていた。戻ってみて、大半の患者の顔と病状は知っていたのだが、彼らの病像が一変していることに驚いた。だいいち患者に表情がなかった。痩せてトボトボと歩いている患者や消耗状態が続いている患者、悪性症候群様の症状を呈する患者などが異常に増えていることに気付いた。病棟にダントリウム（筋肉痛や緊張、けいれん等を緩和する強力な薬だが副作用も強い）が常備されていた。かつてなかったことである。また、中庭の芝生が青々としていた。レクに利用されていないことが一目瞭然であった。初めて勤務する病院であれば、格別強い印象を持たなかっただろう。最近新たに勤務した医師も、担当患者の状態像と入院記録の縦断的検討から、アンダースタッフないし士気が下がるかして治療のきめが粗くなった一時期が過去にあったことを推測し、その「傷」がなお患者に残っていまいかと指摘した。患者の状態が治療環境にどれほどデリケートかつ深く影響されるか、強調してしすぎることはない。

㈠　一〇kg以上増加……三人（①②と〔症例J〕、②は身長が約一八〇㎝）

㈡　五～一〇kg増加……八人（③④⑤⑥⑦⑧⑨⑩、③は悪性症候群を発症したため担当することになった。④は骨格のがっしりした二十代の若者。⑦は引き継いで六カ月余）

㈢　三～五kg増加……三人（⑪⑫⑬、⑫は拒食状態にあった女性で、自発的に食事をとるようにな

ったが、その後は体重に変化がなく寛解期前期で留まり続けている）
㈣ 不変（〇〜三kg増加）……八人（⑭⑮⑯⑰⑲と、長く寛解期後期の状態にいて退院の受け入れに困難がある開放病棟の三人。⑲は高校時代に発病した三十代の破瓜型患者で、彼は自ら発病前後の体験をまとめはじめ、日毎に揺れた。慢性状態から離脱しつつある。一時期、体重は五kg増えた）
㈤ 減少……三人（⑱⑳㉑、⑱は全身が弛緩した無力的な肥満患者。⑳は急性増悪し、精神運動興奮状態時に引き継いだ。隔離室で二カ月すごし体重は六kg減少した。出室後もさらに六kg減少し、一時期一二kg減の五八kgとなった。いまは六二kgまで増加しているが、治療的に苦闘している。㉑は入院時の体重が八八kgあって肥満を気にしていた。十一カ月後には八三kgとなった）
明らかに肥満と認められる患者は⑱と㉑の二人だけである。世間一般の肥満者を比較対象とし、身長との比較における厳密な肥満の診断はあえてしていない。

8

二十五人の慢性分裂病者は、約十五カ月で痩せた人は三人（実質は一人）、三kg以上増加した人は約半数の十四人であった。〔症例J〕のように二年で一八kg太った人もいる。

むろん、体重は単に増えれば良いというものではないし（一切食事を強制することはしないどころか、ゆっくり食べて良いこと、無理に全量食べなくても良いと保証することを原則としている）、体重増加を治療目標にしたり、体重測定強迫になっているわけではない。慢性分裂病者を引き継いで治療するにあたり、患者にとって治療者が最悪でも無害な存在にしかならないだろうという程度の信用を受けるように、礼節を保った態度で接し、声の音調と表情にはとくに気を配った……。患者は、声の音調と表情で治療者の「気のなさ」を瞬時に読みとる。まことに、疲れた医師の声は単調の極みである。表情のなさや硬さは患者以上であり、どちらが治療者なのか分からないことさえある。形式だけの面接ならば、しないほうが治療的にベターだろう。治療者が体調の悪いときは「申し訳ないが……」と断って面接を延期すべきだと思う。一般に若い医師や心理士の治療成績が良いと言われるのは、彼らの新鮮な視点や瑞々しさ、声のハリ、謙虚さ、病者への畏れによるものかも知れない。共感的態度と、良くなって欲しいという濁りのない「その気」のある治療姿勢が、未熟さや経験不足を補って余りあるのであって、それが患者の自然治癒力を発動させるのだろうとしばしば感じることである……。私は、患者の精神世界内に軽率に入り込むことのない、深入りしない方針をとっている。その上で、長期に入院する羽目になった患者の立場（境遇）、いまに至る苦渋ないきさつ、病院生活の息苦しさ・しんどさ、退院の希求（退院どころでない患者には、その苦しさ）など、主に気持ちを汲んだ。睡眠の質と量、便通、昼寝の可否、退屈感、頭の騒がしさを聞いた。身体症状や身体感覚はいつも話題にした。病的体験を語る患者には、話を聞くだけにとどめ、「つらいなあ」「たいへんだなあ」と答えた（〔症例J〕など）。健康な体験を重視して、そこから話題を膨らませることに努めた。決して病態が軽いといえない患者が、楽しかった体験や懐かしい体験を表情豊かに語ることが再々あった（〔症例I〕など）。この人が、と想像すらできなかったことであった。[注1] 一時期、診察に陪席した新人心理士は目を丸くしていた。しばしば、「ひぇー」「ほー」「そう！」「そうだったの」と私たちは賑やかに感嘆詞を発した。その一方で、患者の耳垢を取り、耳介の前後を清拭し、手足の爪を切ることもあった。指間の白癬よりも爪が肥厚した爪白癬の患者の多さに驚きながら外用薬を塗り、内服薬を処方した。足蹠の角化やひび割れが放置されていることも珍しくなかった。継続的に処置し、観察を続けた……この種の治療行為を苦手としている医師には、決して勧めない。やり方しだいで患者を卑屈にさせる場合があり、やれば良いというものでもない……。体重計はいつも傍らに置いていた。外泊や外出については、病棟の居住性の悪さ・息苦しさと患者の入院疲れを考慮し、しても大丈夫と思われる患者（診察時の様子など参考にしたが、なかば勘に頼ることもあった）には許可していた。「せいぜい、おいしいものでも食べてきてね」と、このごろはこちらから勧めることが多い。診察の最後は、工藤潤一郎（国立療養所東尾張病院、現・工藤メンタルクリニック）が勧める「何か気がかりなことは？」と質問することにしている。この質問は予兆性を含んでいて、「何か困っていることは？」と聞くよりもはるかに患者の本音や不安が話されやすい。

（注1）四半世紀の間、入院している患者Kがいる。彼は常時メモ帳を持ち歩いていた。担当医でない私に、夜の回診時にメモを渡すことがあった。内容は解読できなかった。乱れた字は繰り返しの記号のようであった。日常は身ぶり手振りをまじえて、声を出して独語しているか、しかめ顔をして徘徊していた。レクに参加することはなく、外出や外泊もできないでいた。Kは望みもしなかった。怒りっぽくなって隔離室をやむなく使用することがしばしばあった。他患や職員との会話は短く、くぐもった聞き取りにくい声で、言葉はセンテンスになっていなかった。笑顔を見せたことがなかった。私の表現で言えば、寝ているとき以外は絶えず頭が騒がしい状態にあった。急性期の慢性化状態と言えよう。医師や職

員はKをそういう人だと思い込んでいた。他患と比較して治療的な関与は少なかった。病棟では特異な人だった。話し相手はいなかった。

ある心理士が、決まった時間に定期的に病棟に入って、患者と一緒に病棟の雑務を手伝い、包布交換やゲームをしながら患者に馴染むように努めていた。一年は経っていたころのことである。それまで、Kは心理士が病棟に入ると、「きょうの昼のメニューはカレーライスね」「そこに献立があるから」と掲示されている献立表の場所まで案内することがあった。ある日、いつものように数人の患者が心理士を取り巻き、一週間の献立表を見ながら、話が盛り上がっていた。心理士が、「いつもこの曜日はちらし寿司のような気がする」と言うと、Kは「そうね。マンネリね。マンネリズム」とはっきりした口調で答えた。事実、献立は曜日によって決まっていた。実に的を射た答えであったため、皆は爆笑した。その際、他患に「きのうのイカはおいしかった。な?」と話しかけた。滅多にないことであり、心理士は初めて見たという。「(献立の)『メキシコ豆』ってどういう豆?」と尋ねると、「うぐいす豆みたいな豆で、色が黄色くてもう少し大きい。甘く味付けしてあっておいしいよ。おかずになる」と教えてくれた。心理士も他患も知らない料理の知識であった。このときの会話は平素のKの様子からは予想ができない、はっきりした口調のふつうの応答であり、びっくりしたとのことであった。Kの「マンネリ」発言は、献立に限らないいくつかの意味があるだろう……あえて解釈しない。

一見、どこにも取りかかりようがないようにみえる重症の慢性患者でも、何かしらに興味や関心、健康な感覚と体験を持っているものなのだ。それらを糸口にして回復への転導ができるのではないかと、心理士の報告を聞いて思ったことである。実際、まさかこの人がこんなことを話すこともあるのか、という新鮮なエピソードを聞く機会がほんとうに多くなった。間接的に関わることでも、予期しないことが話される。主治医も患者を担当して以来の長期間、ときには十年以上も知らないでいることである。われわれは、これまで慢性患者の日常の状態や心性にいかに無知・無関心であったことか！　慣れ合いの短い診察に終始していたのだ。慢性の患者にもおかされていないところがまだまだある。私立病院の勤務医は受け持ち患者数が多いので、どうしても診療時間の大半が急性期患者や不穏患者、「興味ある症例」に費やされがちである。また、大学病院には長期に入院している慢性患者はいてもわずかである。彼らは治療スタッフの視野外に置かれてしまう。そのため慢性患者の臨床的な治療報告が少なく、あっても特異な症例にかぎられている。統計学的精神医学による研究報告が増える理由でもあろう。現状では、慢性患者のほんとうの実態把握はまったく不正確かつ不十分な状況にあると思う。また、慢性患者の横断的症状レベルの報告には多くの留保が必要である。彼らが受けた治療、投与された薬物、置かれた環境、スタッフとの諸々の対人関係などなどが考慮されてしかるべきである。関係の場で生成された医原性二次障害による症状が少なくないのであり、それを無視して分裂病の本質を論じるとすれば、いささか見当違いと言えるだろう。

立場上、以前に増して長期慢性患者と頻回な再入院患者の治療を担当することが多くなり、これらの情報がとても貴重なものになっている。それを治療に生かすには、こちらが無為・慢性化しないことが条件になるだろう。医師の無為・慢性化がもっとも始末が悪い。

こうして根気よく診察をしていると体重が変動し、そのときは回復の軌道に乗ったか、変化の兆しが認められる。これは体重に限らず、便通、舌診もしかりである。各人が自分なりの目安を持っていれば、兆しはわかるはずである。一般に、慢性患者はいつも同じだというのは精神医学的にまったく根拠がない。これまでわれわれは、観るのを諦めていただけなのだ。慢性患者といえども、日々揺れてやまないものである。観察の精度を上げたり、診察のやりようによって、彼らの病態が微妙に変化していることがわかる。そして変化や回復の兆しが明らかに見える時がくる。慢性状態からの離脱・回復への重要なチャンスである。急性期ほどには華々しくはなく、遅々とした印象さえあるけれども、急性期と同じく治療の絶好の期間である。慢性患者の診察に手を抜いたり、安易に匙を投げてはならないのである……ここでわれわれが注意すべきことは、患者が慢性に経過するあいだに、頼りとする両親や家族が患者の回復を諦めないように、士気を維持してもらう努力を絶えずしておくことにある。たとえ家族関係が複雑であっても、患者が慢性状態から回復して退院後に戻る家庭があることは大きな力となるのはいうまでもない……。

「どうせ同じさ」と言うのは、慢性患者の回復を諦めているか、診察を手抜きする言いわけになるだろう。「二十五年間入院していても、ちっとも変わらない」と言うKの母親のつぶやきを私は忘れない。

われわれは、精神病理や精神分析的解釈はひとまずおいて、慢性分裂病者を気長に手を抜かずに治療してみるとよいだろう。学会や症例検討会で病理学的・分析的な解釈はもう十分に聞いた。臨床現場で常識的なことが、まったくの見当はずれの解釈であったり、強引にすぎたり、奇妙なものであることがまれならず見受けられる。「本当に患者を診て発言しているのだろうか？」と首を傾げたくなることがある。

報告した慢性患者は体重が増えたケースが大半であった。数人に漢方薬を追加したが、前医の処方は基本的に、短くとも約半年はそのまま継続し、過半数以上の患者に対しては変更しなかった（〔症例J〕は例外である）。それにもかかわらず、体重の増加が顕著に認められたことは、治療関係の安定化が関係していると考えて良いかも知れない。

9

グラフにみられるように主治医交代時に患者の体重が一過性に減っているケースが多い。変化に繊細な患者の反応であり、治療者・患者関係の一時的断裂を意味するのであろう。たとえ治療のスタイルが似ている医師から引き継いだ場合でも、体重減少が起こる程度に軽くない負荷がかかるのである。

〔症例M〕 分裂病、処遇困難患者

長い間、処遇困難と言われていた患者⑨である。入院の度に家族とスタッフをヘトヘトにし、「病気でないのだから退院させろ」と主張し、押し問答になっていた。治療と闘争して荒れた状態で鎮静剤の注射か隔離室を必要としていたため、スタッフから患者の再入院を断る申し出があった。「あれは大変な患者ですよ……」などと、陰性感情まるだしの感想を述べる医師もいた。今回もまた護送入院であった。カルテには“negativistisch”「告知延期」「隔離」ジアゼパム二〇mg静注、レボメプロマジン五〇mg筋注と記載されていた。私が担当することになった。初回の面接に際して、患者にいくつ

かの提案とお願いと約束をした（その内容は第9章一九二頁に詳述）。幸い、彼はまもなく闘争を放棄した。退院要求もなくなり、穏やかに経過した。入院時処方は、フルフェナジン一・五mg、ハロペリドール三mg、クロキサゾラム六mgを分三とし、就前薬はベゲタミンB1T、エチゾラム三mgにした。一カ月後に柴胡加龍骨牡蠣湯七・五gを追加した。半年後、漢方薬以外は定時薬を半量にし、就前薬はエチゾラム二mgに減量した。ある日、二十年余前の体験を話し、「今回も入院してからしばらく盗聴器は気になった。ついてるわけがないと思うけど、ある気もする。そのうち忘れるんじゃないですか？」と自問し、「これまでになるには年季がいる」と語った。「毎日部屋の窓から外の樹木を見ていると、自分の樹のように思えてきて飽きない」と言う。料理教室やコーラスのレクに参加し、楽しんでいる。毎週、近所の売店まで単独外出しているが何事もなく帰院し、無断離院はない。六九kgだった体重がこの半年で七四kgを超えた。「この十年間で、いまがもっとも健康な状態のようですね」と言うと、彼は「そうですね」と笑って答えた。これまで処遇困難と言われてきたことが、およそ想像できない、礼儀正しい、きっぱりとした男らしい患者である。

この患者や〔症例I〕〔症例J〕など多数の患者に代表されるように、体重増加には抗精神病薬と直接の因果関係がないのではないか。それは円滑な治療の経過において認められるのであろう。回復が膠着した準安定状態の慢性患者は、体重は変化しないことが多く、すでに肥満している患者の体重は減ってもわずかである。開放病棟の慢性患者の肥満が解消し難いのはそのためでもあろう。急性・慢性増悪時は減る。

抗精神病薬の投与だけで体重が増えると言う医師がおられるかも知れない。たしかに急性期や寛解期初期にいる慢性患者に限れば、すべてではないにしても（現実は、主に薬物を利用して寛解導入を図っているのであるから）、広く認められている。なるほど急性期の患者は薬物で鎮静されるにつれて食欲も出るし、体重も増える。だが、薬物の漫然投与は、ある段階以上に回復を進めることはあっても少ないだろう。せいぜい寛解期後期の数歩も手前に留まる。その結果、肥満患者になることもある。ここに重大な誤解――精神病者はおしなべて薬物で太るか、肥満しているという誤解――が生まれている原因がある。精神科医や精神医療にかかわる人たちの一般的見解となっている観すらある。体重の増加を「くすりのせいですか？」と質問する患者や家族がいる。私は、「（病気が）良くなっていくときの一里塚のようなものです」と答えることにしている。

肥満（るいそう）は、おそらくは回復が長く滞る慢性化という事態によるものであろうと考える。高度な回復状態にいる患者には、肥満がみられてもごく少数であり、程度は軽い。

私の体重についての見解は、〔急性期の患者は回復過程にはいるとおおむね体重が増え、寛解期後期に至って一定し、いっそうの回復がすすむと漸減する。慢性患者が慢性期から離脱するときは、痩せている人は太り、肥満している人は体重が減る傾向にある。慢性期から離脱準備の条件が整いつつあるときも体重はゆっくり変動する〕である。

かりに患者の体重変動をはじめとする諸々の現象や予後などを統計処理するときは、投与された薬物の種類や量はもとより、患者が回復のどの段階にいて、どのような対人関係のもとで、どんな治療を受けていたかを考慮しないと不完全なものになるであろう。患者は絶えず揺れてやまない人間であり、生をうけてからの（入院生活も含めた）対人関係の所産としての存在でもあることを考えあわせると、患者（人間）の諸条件を単一にスコア化するのはどうしても限界があるのである。それにしても現在使われている、主に欧米から導入しているスコア表の項目内容はいかがなものか。分裂病者の病像を正確に判定するのに適切かつ十分だろうか。

分裂病者は、われわれに、もっとも「人間の条件」を考えさせる人たちなのである。

第8章

月経のこと

1

入院中の女性患者の生理について、触れておきたい。

ふつう入院して間もない時期に生理が停止するのは吉兆であり、患者が服薬と入院療養に「賛成」している証拠と私は考える。一般に、無月経は抗精神病薬の副作用として異論の余地がないようである。文献や薬の「使用上の注意」にも記載されている。だが、私は生理の停止をもって、患者が回復過程・休養過程に入ったと判断することが少なくない。薬物の量は、患者の合意のもとに、生理の停止を目安にして決めることもある。生理を誘発するホルモン剤は使用したことがない。無月経を理由に薬を減量することもしない――抗精神病薬は、身体というブラックボックスを介して何らかの作用を及ぼすとしても、（昏睡するほどの大量でなければ）無条件に無月経にするものではないだろう。

肥満や体重と同様に様々な要因があると思う。治療開始期の無月経化は、さしずめ順調な回復過程を予期させるものと考えている――。患者に説明しておくことがさしあたり大切である。「身体と頭が休養できるようになったんです。いつかひょっこり戻ってきます」と話す。事実、寛解期後期や退院後に生理が復活するケースがほとんどである。それには生活リズムの規則化・定着化が関係すると経験する。高い確率で復活の時期を予測できるので、患者におおまかに伝えておくことにしている。「面倒くさくなくていいです」と言う人もいるが、本音ではない。無月経の期間中は、ときどきそれを話題にして不安を汲んでおくことが肝要である。「せんせい、生理がきました」と喜々として報告する女性患者が多い。「良かったね。やっぱり戻ってきたでしょう」と話して一緒に喜ぶことにしている。止まった生理が復活しなかったケースは記憶にない。

生理の停止と復活は、病態や回復段階の変化とみなすことが可能であり、女子患者の回復の目安にもなるのである。

一方、生理が順調であったり、無月経で経過している慢性患者は、準安定状態下にいると考えてよいだろう。引き継いだ女子の慢性患者のなかに生理が順調な人がいる。この人たちは無月経患者や男子患者より治療困難な印象が私にある。寛解期前期で長く慢性状態にいる患者が男子よりも多いように思う。駆け出し時代から女子の引継患者が少なかったので軽々しくコメントする立場にないが、ひょっとして治療初期に無月経化を恐れるあまり、有効量の薬が処方されなかったのではないかとひそかに感じることがある。月経という女性だけの生理現象があるために、かえって治療者がビビることもあるのではないか?――諸家の意見をお聞きしたいところである。私は、引き継いだ女子患者に一旦は無月経化してもらう治療方針をとることがある。なぜか非常な決意と勇気がいる。しかし、入院時から担当しているケースでは不安を感じない。

私はここで無月経が単純に薬物の副作用であると認めるのではないが、副作用であるとしても良質のものであるので、意図的な無月経化を目安にした治療を紹介した。無月経化は心身の休息を示唆し、生理の停止と復活は回復の指標になると重ねて言っておきたい。

2

次に初潮から入院までの長期間、強度に生理不順だった分裂病の女性で、回復後に生理が定期的になりつつあり、退院後まもなく妊娠した症例を挙げる。

〔症例N〕

患者は二十代半ばに、ある大学病院に入院した後、短期間外来に通院したが服薬せず、三年後某病院に入院した。服薬は退院してから中断していた。その後、結婚して地方の農場で働いていたが、慣れない仕事での偶発的事故を苦にして過労状態となり、次第に焦りをつのらせ再燃した。一方的に通告して夫と離婚した。三十歳をすぎて急性幻覚妄想状態で入院した。患者は平均的身長だったが、体重は四三kgだった。若く見えた。少年のような髪型と身体つきをしていた。内分泌機能の未成熟が明らかに認められた。初潮は中学時代で不定期だったため漢方薬を飲んでいた。二十歳のとき無月経となったが二年間放置した。その後、婦人科を訪れ、放置を注意されホルモン注射を受け続けた。結婚して夫婦で地方に住み、注射を止めてまもなく生理は停止した。入院の前年の秋に二年ぶりに軽い生理があったが、その後再び停止した。患者は大学時代から同級生に中学生のようだと言われ、自らも性的に奥手だったと話した。回復は順調であった。入院して二カ月後に別れた夫と復縁話がまとまった。三カ月日から外泊を始めた。年齢に見合う女性的な髪型に変えていた。五カ月後に突如生理が復活した。しかし、翌月はなかった。七カ月後に退院した。体重は五六kgであった。患者は肥満を気にしたが、入院中から徐々に身体つきが変わった。それは体重増加によるというよりも、成熟した女性の身体であった。外来通院になって、一週目に生理があった。一カ月後に患者は自ら妊娠を疑った。まもなく婦人科を受診し、妊娠が判明した。胎児のエコー写真を治療者にみせる患者の表情と態度は、自信に満ちた母親の顔であった。

彼女は以前のように治療を中断することもなく、定期的に来院し服薬を続けている。

この症例のほかに、回復後から生理が定期的になって経過しているケースは珍しくない。〔症例A〕（第1章八頁）もその一人である。〔症例N〕と〔症例A〕は、入院治療を経て、長期に持続していた強い内的緊張や焦燥が軽減し、内分泌機能の安定化がもたらされたと考えられるケースである。

一般に、生体の自然治癒力を概念的なものとして正面きって、その存在を疑う人はいないだろう。しかし精神科領域の疾患において自然治癒力の存在を確信している人は意外に少ないようである。だが精神病に罹患しながら、それから回復した人の生理が定期化する現象は、まさに自然治癒力の顕在を証明する事柄であると私は考えている。

この二人は、回復後の状態が病前よりもはるかにゆとりがあり、自由度の高い生活を送っていることで共通している。発病前の息苦しさ・不安・窮屈感・焦り・切迫感などは消失しているか、ごく弱いレベルにある。

第9章

いわゆる治療困難・処遇困難例について

1

おそらく、どの病院にも治療困難・処遇困難といわれる患者がいることであろう。いないとすれば、なんらかの理由で転院したか退院しているものと思われる。いや、「させられている」と言うほうが当たっているだろう。いずれにしても、どこかの病院がやむなく、そのような患者を引き受けているのが実状である。引き受けた病院・治療スタッフの苦労ははかり知れないものがある。

治療困難・処遇困難患者の存在をどのように考えればよいだろうか。患者生来の個人的特性として、そこに理由を求めれば、明快で都合のよい答えが得られることになるだろう。しかし、現実はそれほど単純ではない。多くは治療関係の中で発生する対人的きしみによるのであり、患者だけに責任を求めるのは客観的にみて公平さに欠けると私は思う。もともと処遇困難とは、治療者側にとても便利な用語なのである。

ここで、精神科医療において患者を処遇困難にさせる要因・させない工夫を考える試みは無駄にはならないだろう。おもに精神科医療や治療スタッフに対し持続的に反発したり、高い抵抗性を示した分裂病者を症例に挙げて考察してみたい。

2

そもそも精神科医療では、患者の入院治療は家族や社会の側の要請であることが多い。このごろは患者自身が治療を求めて来院することも少なくないが、精神病圏の患者の大半は入院を望んでいない。われわれ精神科医は、家族や精神医療の周辺にいる人たちに連れてこられる患者を診察し、治療の必要性を判断し、入院の適否を決めるのも仕事のうちである。入院治療の必要を認めたとき、われわれが患者にそれをどのように説得し、納得してもらうか。「自分は病気でない。入院する必要はない」と言う患者との折り合い方に、プロたる精神科医の技量が問われるのだ。

一般に患者が、自分は病気でないと主張していても、自らが陥っている事態に対して、「どこか変だぞ」「何かがおかしい」と感じている。そのため、いっそう正常性を訴えて止まない患者もいる。しかし、そのようなケースで、「病識」という理性化されたレベルでの認識はなくても、情緒レベルの「病感」はあるものである。私は常々、この「病感」を折り合い点として入院の説得に時間をかけてきた。不眠、「世界の逆転」「頭の騒がしさ」、疲労や疲労を感じない身体など、そのつらさや苦しさを話題にし、身体診察もした。たいがいの患者は入院治療に合意した（治療者の論理で説き伏せようとすれば、合意を難しくするだろうし、治療者の優越と被治療者の屈辱といった不均衡な関係を生むことだろう）——救急に治療の必要がある場合は説得に粘り抜いた。時間をかけた上で患者が入院を決断できずに迷っているときは、看護者を同席させて人の垣根を作り、「入院しましょう！」と宣言し入院してもらうこともあった。その際は、看護者に、患者の後ろを離れて歩き、極力患者の身体に触れることがないように指示していた（躁病患者がほとんどだったと記憶する）。また、病勢が緩やかな患者で納得が得られないときは、後日来院してもらい仕切り直しをした。初回の説得にかけた時間は無駄にならなかった——。そのうえで患者に付き添って病棟まで案内し、看護者に紹介して入院治療を開始することにしていた。数人の看護者と患者を抱きかかえて隔離室に入ってもらった躁病のケース（女性だった）が五年前に一例いる。来客中で、時間的に十分なゆとりがなかったためであるが、それでも一時間はかけた。来客者が帰ってから、隔離室に入って多弁・多動の状態が続いている患者に、荒っぽい入院の仕方を謝罪した。彼女は、後にこのことは覚えていると語った。幸い、その後の治療関係に支障がなく、こじれることはなかった。

3

〔症例A〕（第1章八頁参照）

彼女は通院が不定期になり、妄想による迷惑行為があった。困り果てた家族が前もって連絡をとって病院から受診を勧めてもらい、必要ならその場で入院させてほしいと打ち合わせていたのであろう。ここまではよくある話である。彼女は病院から電話を受けて外来を受診した。ところが、受診するといきなり入院しなさいと言われて興奮し、注射された。そのまま隔離室に収容された。以後、彼女は治療者を信用しなくなった。孤独な戦いを始めた。他患や職員とトラブルが多くなり、孤立し、拒絶的となった。他患に治療を受けないよう扇動し、彼女は処遇困難患者として扱われた。

このケースでは、治療者が患者の入院を最善の方法と判断してとった手段であり、注射や隔離は患者の反応・興奮による成り行きであったのだろう。しかし、患者のほうに視点を転じれば、この入院の仕方はその不条理さにおいて幻覚や妄想の比ではないと思われる。かような処遇に賛意を示す患者はいなくて当たり前である。治療者が患者に説明や説得を無用と考えるなら、これは治療を大義にした医師の思いあがりでしかない。

一般に、こうしたかたちで入院となる患者は少なくないと思われる。その人たちが一時的に興奮したり抵抗することはあっても、処遇に困るほどの経過をとらないのは何故だろうか。似たような体験を何回もしているためであろうか。状況に身をまかせ諦めてしまうこともあるだろう。なすすべなく事態を運命的に受けとる人もいるだろう。分裂病者は異議をとなえることもなく身を退きやすい人たちである。他者や世界の脅威にさらされている急性期の患者にとって、そのときは、入院という事態は枝葉の問題であるのかもしれないが、患者を傷つけない保証はどこにもなく、だからこそ慎重さが求められるのである。われわれが、彼らのこころの傷に気付かず、慢性的に不感症になっている場合もおおいにあると私は思う。病的体験に隠ぺいされることもあるだろう。患者、とくに破瓜型患者の硬化・萎縮、人間不信を加速させると考えておいて良いであろう。おそらく患者の可塑的な部分をおかしているのではないか。ソフトな入院をこころがけることは、患者が治療困難化・処遇困難化しないための必須条件なのである。〔症例A〕（第1章八頁）には、自分が納得できないことに対して、「NO！」と言える強さと一徹さがあった。しかし、一旦納得したら、じつに潔い人でもあった。ひっそりと穏やかに経過したことはすでに書いた。入院にかぎらず、治療者の対応しだいで治療の軌道に乗れずに、順調な回復を辿れない患者が生まれるのである。そのような治療過程の中で発生する医原性に修飾された病状を、病的体験や症状のレベルでとらえてしまう過ちが、これまで決してなかったと誰が言えようか。

〔症例A〕の処遇困難化現象は、ことばの少ない病者の代弁であり、抗議なのである。

ふつう、われわれ精神科医はたいへんな理屈屋である。かりにわれわれがこんな入院をさせられたら、それこそ院内で史上最強の処遇困難患者になるだろう。

4

〔症例C〕（第1章一三頁、第4章〔隔離室の壁に落書きした患者〕六四頁参照）

患者は家族の要請で警察官によって拘束され、救急病院を経由して入院してきた。家族を恨みに思っていた。一応の入院の合意は得られ、その日は寝た。しかし、しばらくの間、薬を飲まないことが多く、威圧的な態度が見られた。若い他患が彼を中心に集まったが、そのうち喧嘩になった。彼はそれを嫌って自分から「隔離室に入れて欲しい」と希望し、入室した。そこでも服薬しなかった。われわれスタッフは服薬を強制せず、鎮静剤の注射もしなかった。

ある夜、同じ部屋の年輩の患者がベッドから転落して頭に挫傷を負った。傷を縫合するスタッフの忙しい動きを、彼は身を乗り出して目を凝らし、終わるまで黙って観察した。私は意図的に彼の視野を遮らないようにした。精神科でも外科でやるような医者らしい治療行為は少しはできるんだよ、というメッセージを送るためでもあった。彼はその夜は静かに過ごし寝入った。それから間もなく安定しはじめた。治療に協力的になった。定時の服薬を始め、戦いを止めてしまった。はじめの処方はクロールプロマジン（CP）一〇〇mg、ハロペリドール（HPL）一五mg、クロキサゾラム三mg／3X、就前薬はベゲタミンA1T、エチゾラム三mg、レボメプロマジン（LP）五〇mgだった。一カ月後、CP五〇mg、HPL一〇mgに減量し、就前薬は徐々に減らしてベゲタミンB1T、エチゾラム一mgで維持した。体重は八〇kg。

半年後、前置きもなく当時の心境を、「僕が入院したはじめのころ、何をやっても強制退院させてくれなかった。先生は怒らないし、看護の人も優しかった。このままでは薬を飲まないと退院できないことがわかったんです」と語った。

患者は以前に某病院に入院したことがある。病像は今回と同じだったという。ある日、その病院の入院体験を話し出し、「頭がパッパラパーだったので入院することには抵抗がなかった。でも、してからが大変だった。毎日注射を打たれた。食事のとき以外は保護室に入れられていた。看護士は偉そうにしていてまるで動物扱いなんです。だからよけいに頭にきたんです」と言った。彼は荒れに荒れたという。とうとう医師を罵倒し怒らせた。そのため三カ月で強制退院になったとのことだった。こんな退院で外来治療が約束されるはずもなく、治療関係は継続しなかった――家族は、入院時と状態像が変わらない患者と再び過ごすことになり、患者を腫れ物のように扱った。両者の苦難がしばらく続くことになった……。

患者はこの時の体験から、治療に抵抗すればこんども強制退院になるだろうという思惑を持ったのである。二カ月の間、治療スタッフと根比べしたが、ついにスタッフの方針を受け入れた。「いまは天国みたいですよ」と言う。どうして退院しないのかと職員から訝られるほどの高度の寛解状態にある。患者自身も退院を口にしない。「先生がしてもいいと言うのを待っているのです」という。私は「最近ではいまがいちばん健康なときだね。この健康感を身体で覚えて欲しい」と答える。退院を漫然と日延べしているのではない。ここまで回復した状態であえて退院を急ぐ理由はない。もう少しの期間はなにごとにも煩わされないで過ごして欲しいと思うのだ。彼は焦っていない。情緒の安定した状態での治療的関わりはとくに実りが多いものである。私はこの時期を大切にしたいと考えている。彼は淡々と過ごし、昼間はあたかも満腹した幼児のようにあどけない、楽な格好で昼寝をしている。

また、患者はこれまで入院前の経緯を含めて、怒りをとくに母親に向けていた。興奮し突っ張った状態で家族の面会を要求し、こまごました嗜好品やラジカセなどを届けるように訴えた。われわれは、「面会はしばらく待ってほしい。さしあたり必要なものはこちらが用意する。できないものは家族に連絡して持ってきてもらう」と応対していた。母親が病院にやってきて品物を届けたが、面会はしないで帰っていた。息子との面会を恐がっていた。のちに(定時服薬をせず、治療を受け入れていない時期)、そろそろ大丈夫かと判断し、要求にこたえて家族に面会してもらったら、彼は母親を罵倒し爆発してしまった。その収拾にまた時間がかかることになった。前の病院でも同様なことがあり、母親の恐れは無理もないことだったのだ。しばらくのあいだ、面会はそこそこに切り上げられていた。しかし、そのうち彼は母親に気遣いをみせるとともに、甘えはじめた。面会時間が長くなり、カーテンごしに笑い声が聞こえ、くつろいだ家族の談話であった。

彼が母親の手作りのお菓子や料理を食べ、母親がその様子を満足そうに見ている姿が観察された――わが子の好物を持って、いそいそと面会に来ては、汚れものを持ち帰っていく母親がなんと多いことか！　母親の自責感情による代償行為だ、などというバカげた解釈は、まちがってもしてはいけない。すでに外出や外泊をしていたが、彼は毎朝母親に電話しだした。「お母さんの声が聞きたくなるんです」「家が恋しくなりました」と言った。母親のほうも、息子が安定しはじめると自分の健康にも注意を払うようになった。いくつかの成人病の検査を受けた。「息子のために自分が健康で長生きしなくてはいけないと思うんです」「いまは非常にしあわせを感じています」と語った。親子の情愛が細やかになった。彼は来客者が多い正月の外泊を遠慮していたが、両親が歓迎していることがわかると外泊の日程を延長すべく巧みに交渉してきた。私は、「せっかくだから、それもいいでしょう」と許可した。彼は「どうもすみません」ときっぱりしたさわやかな態度で礼を言って退室した。私は外泊を安売りしたり、長期外泊を避ける方針をとるが、こういう時期はよいのであり、家族関係のさらなる改善に有用なのだ。

このケースのように、入院治療を通して親子関係が修復され、むしろ改善するのがふつうである。患者の発病前後の言動がもたらす家族の心労や疲労、苦労を、治療者が認めて気持ちを汲むことが、家族を支えるために重要である。家族の士気が萎えたり、じり貧にならないように計らうことは、なにも家族療法家の専売ではなく、精神科医の常識である。

（その後患者は退院が決まった。感想を聞くと次のように話した。「約一年と少しいた。はじめはとんでもない所に来たと思った。病棟は汚かったし、他の患者は殺気だっているような気がした。これでは気を張っていないと駄目だと思い突っ張っていた。……今は退院するのは名残惜しい気もするけど、社会に出て家に戻れるのは嬉しい」「前の病院で『デンパチをやられたくなかったら、注射を受けて保護室で静かにしていろ』と言われてました。隣の患者が五、六人の看護者に押さえ込まれてデンパチをやられる場面を二回も見ましたよ。手に負えないと言うほどの人じゃないんですけどね……。あれをやられると記憶が抜けてまるで思い出せないんですってね！　その人が言ってました。恐かったです。ここと環境が全く違っていました」。説明するまでもなく、デンパチとは電撃のことである）。

さて、このケースは前の病院では処遇困難患者として扱われた。今回も当初は対応に難渋したが、看護スタッフは耐えた。それには、入院したはじめの数カ月はどんな患者でも、アプローチの模索の時期にあてるという病棟全体の合意ができていたことが支えとなった。こういう患者が回復することでスタッフの士気が鼓舞されるとしたら、それが治療力の向上につながることになるだろう。期待したいことである。精神科医療では、論文や研究の対象になりえないようなささいなところにも、まだまだ治療力が向上する余地があるのだ。われわれ臨床家の課題だ。

5

病棟の看護はアンダースタッフであり、息つく暇がないほどに多くの日常業務がある。ざっと数えて、日に二十はゆうに越える。役割を分担してやるのだが、じつに手際が良い。その上、看護詰所と病棟ロビーを仕切るドアは開放されている。患者は相性の合う看護者を選んでひっきりなしに詰所を訪れて、相談をもちかけてくる。何度もやってくる患者を体裁よく追い返したり、忙しさのあまり金切り声をあげる看護者を見なくなって久しい。常時、身体介護を必要とする患者が三人いるが、彼らの食事や入浴介助、オムツ交換などは手厚く、しかも事務的な態度でないのは望ましいことだ。この病棟は閉鎖の治療病棟であるが、急性期の新入患者から退院が近い患者まで、あらゆる段階の回復途上の患者が同居している。詰所は電話の声が聞き取りにくくて困るほど賑やかである。担当患者のほぼ半数（二十数人）がこの病棟にいる。満床ベッド数の約三分の一に相当する。病棟の空間的居住性は良くなく、喧嘩やもめごとがしばしば起こる。それにもかかわらず、回復度の高い患者に開放病棟への転棟を勧めても、「ここから移りたくありません」と断られる。「先生、ベッドの空きがなくなりました。だれか転棟できる人はいませんか?」と主任の依頼がくる。「鍵がかかってなくて、自由に外出や散歩ができるけど、移ってくれない?」と、軽快している患者にお願いし、運がよいと志願者が現れて、ようやく空きベッドができるといった案配である。

こんな治療現場でイレウス・悪性症候群患者・重症感染者などなどが発生すると、看護はてんてこまいの忙しさに陥り、野戦病院化する。ある時身体的重症者が出現したため、病棟主任は担当医に頼んで、患者を専門病院に転院させようと考えたことがあった。部下のスタッフの過労と消耗を心配したのだ。だがスタッフは、まだまだ余裕があると応じた。病棟は満床だが、彼らは音をあげない。看護職員のゆとりは患者や病棟全体の雰囲気を和らげ、少々のノイズやトラブルを吸収する。医師たちがこまめに動き、看護と医師が同じ治療方針のもとで呼吸が合っているときの治療力は、掛け値なしに目を見張るものがある。

通常、民間病院は看護職員の出入りが激しく、若い人で定着する人は少ないけれども、はじめて精神病院で働く新人スタッフがとりわけ忙しいこの病棟に配置されると、確たる理由のない退職をしない現象が認められている。

おそらく看護が消耗するのは、医師が面接を端折った患者の事後処理をさせられる場合だろうと思う。彼らは面接後の患者の不満を聴き、なぐさめ、とりなしているのだ。毎回必要なケースもいるようだ。医師が患者に誠実な態度で接していれば、治療的・技術的な未熟は容認される。しかし、ヴェテラン医師によくある手抜きは、看護の消耗と無力感を潜在化させる。無力感に侵食された治療スタッフの慢性化現象は、重症化する患者や自殺者を続出させることもあるだろう。スタッフは事態を顧みる気持ちにならないほど疲弊する。そこに悪性さがある。これはけっして私の憶測による発言ではないと付記しておく。

一般に、指示するだけで自らは動かない医師の存在が病棟の活力を低下させる最たるものであろう。看護に無力感が蔓延する。担当患者が急変したり自殺するなどの不測の事態が発生した時などは、医師は万難を排してでも病院に駆けつけてしかるべきである。大学などから派遣されたパートの医師にこそ強く求められる態度となろう。患者や家族に悔やみも言わないですませてしまうのでは困るのだ。民間病院の患者が軽んじられることがあるとしたら、それは医師の個々の人柄にのみ拠るのではなく、大学や医局での医学教育に責任が問われるところでもあろう。

われわれは、いつまでも甘えていられないだろう。今では民間の精神病院が医師を選ぶ時代になりつつあるのである。

6

〔症例O〕慢性分裂病

患者は二十代初めに発病した、五十歳前の女性であった。数回の入院歴があり、拒薬や暴力などの治療・処遇困難を理由に発病から十年後に転入院してきた。身長は低いが、体重八〇kgの骨太な体躯であった。過去に外泊中包丁を手にして家族を脅したため、措置入院になっていた。彼女は昼間は看護詰所の前を行き来して鋭い視線でにらみつけることが何年も続いていた。ナースは自分の悪口を言い合っているか、記録していると言って声高になじり、ときに暴力をふるった。大変な迫力があった。「医者は変な薬を盛ってばかりいる。自分をどうして苦しめるのか」と攻撃した。他患はスタッフと彼女のやりとりを観察していた。スタッフは扱いかねていた。隔離室を使用せざるをえない状況がしばしばあった。夜になると病棟の窓から中庭に向かって治療者を非難し、罵声をあげた。数時間に及ぶことも珍しくなく、ほとんど毎夜続いていたという。近所から病院に苦情がくることもあった。夜勤のナースは怯えていた。看護スタッフの消耗は相当なものだった。

彼女を前医から引き継いで定期的面接を始めた。彼女は治療やスタッフに対して不信感と被害感、攻撃の塊であった。それには病的体験の影響は明らかであったが、だからといって、それがすべてではなかった。彼女は抗精神病薬が導入されはじめる前後の不幸な時代に発病していた。当時の精神医療は、医療というよりも監禁・拘禁に近い性質を持っていたと私は思うのだが、いまさらどうにかなることでなかった。彼女が受けた処遇のことは聞かなかった。

最初の面接で、「私はどのような非難も受ける。不満があればどんなことでもいいから、私に直接言ってほしい」と宣言した。スタッフに向けられていた攻撃を私が一手に引き受けることで看護者への攻撃を減らし、日々繰り返される押し問答を少なくする必要を感じたためでもあった。そしてひそかに、彼女を担当するからには何があっても薬で勝負するような愚を犯すことをしてはならない、とにかく言い分をじっくり聞こうと決めていた。彼女は「自分が太っているのは空腹にさせる薬を飲まされているためだ」と言った。ダイエットを試みても空腹感のために三日と続かなかった。いびきや鼻閉による寝つきの悪さ、「首がだるい」のは薬のせいであると主張した。そのため「薬を止めてみますか」と提案したことがあった。前医も対応に困り果てた末に試していたことであった。断薬によって易怒的・被害的になった。彼女を面接に呼ぶために部屋を訪ねたら、いきなり罵られた。追いかけられて箒で叩かれそうになった。興奮は止みそうになく、隔離室に入ってもらうことにした。男子職員の応援を頼んだが、手を借りる必要はなかった。彼女は自分の寝具を持って慣れた態度でさっさと入室した。結局、彼女は不眠とイライラを自覚し、服薬に同意した。薬は少量にした。「薬のために困ることがあったら言って下さい」と伝えた。種々の薬を試したが、どれも目立った効果はなかった。すでに、薬はある程度以上の効果を期待できないほどに長期に経過していたのである。大量の薬は頭や身体に不快感を増すだけであり、いっそう治療者や薬と戦う患者を作ることになる。「こんなに切ない思いをしているのは自分だけだ。意地悪されているのだ。なんの恨みがあるのか」とも言った。さながら、私は彼女専用のサンドバッグであった。しかし、そのうちに目に見えて看護者への威嚇行為が減り、夜間の罵声が少なくなった。夕食後から就床までの間に幻聴が頻発し、彼女が世間にさらされ脅かされる時間帯であったが、これはなくなったと認めた。面接が終わると笑顔で退出することが多くなった。ある時期、退院患者が彼女に面会を申し込んでくることが続いた。面会の様子をそっと観察してみた。面会者の差し入れを一緒に食べながら和やかに話をしていた。ハッとして気付いた。彼女が中庭に出ているときは、周りに人が集まって賑やかな情景が頭に浮かんだ。事実、中庭ではくつろいでいた。冗談めかしてあけすけに性的な話をする他患を、「先生を困らせたら駄目よ」とたしなめた。他患から一目置かれていた。彼女は患者仲間に慕われているのではないか、それだけの魅力を持っているのではないかと思った。調べてみるとまさにそのとおりであった。彼女を悪くいう患者はいなかった。過去にも他患への攻撃や暴力はまったくなかったことがわかった。絵画を導入してみた。風景構成法はのびやかで色彩豊かな田園風景を描き整合的であった。川にかけた橋の欄干が道をふさぐように描いてから、「間違った」と訂正した。誘発線法の第二カードは山の風景のなかに刺激線が埋没していた。空間分割法では色彩のバランスが絶妙で、となりあった空間の彩色をとくに考えて描いたと語った。彼女の繊細な感覚と配慮が視覚的にも確認できた。攻撃性と裏腹にこころの荒みが少なく、うぶ毛が擦り切れていないことに私は驚嘆した。奇跡的なことに思えた。面接がすんでから、「いつも先生に不満ばかり言うのはすまない気がする。いまの自分は厭なことばかりでなく、しあわせな時もあると思う。でも切なくなって言ってしまうんです」などと穏やかに内省的に語ることがみられた。かと思うと、面接の間中激怒していることもあった。私は怒りの嵐が通りすぎるのを待つだけであった。また、父親の亡くなりかたの不運と自分の不幸を感情をこめて語った。病的体験が事実と渾然一体になっていた。彼女の妄想は幻想でもあった。良い夢をみると、現実との落差の大きさに落胆し嘆いた。攻撃や不信感、被害感、発病時の病的体験が消えることはついになかった。減ってはいたが、夜は夜勤者に、「先生に変な薬を盛るのをやめるように伝えて下さい」と言い、追加眠剤を希望した。「夜になると不安になって言っちゃうんです」と定時の面接で答えていた。昼間は狭いロビーのソファーでくつろいでいる姿がしばしば見られた。病棟に入って歩いていると挨拶をし、診察を終わって病棟を出るときには、冗談を言ったり、労をねぎらう言葉をかけてくることが珍しくなくなっていた。一時期、痔の手術のため近くの医院に転院したが、そこではふつうの市民が入院しているかのように穏やかに経過した。同室の一般患者は彼女の病気を知らなかったが、気付くこともなかった。世間で生活している精神病者やその関係者が体験する、あの「まなざし」を受けなかった。老いた母親や主治医の面会を素直に喜んだ。なんら問題は起こらなかった。

担当して二年半をすぎた頃、私は彼女に退職予定を伝えた。「先生は単身赴任だそうだし、辞めてしまう予感がしていた」と複雑な笑顔を浮かべて、リラックスした態度で答えた。その瞬間から立場が逆転し、彼女に治療されているような感じがした（退職を決めるにあたり、受け持ち患者の割り振りに悩んでいた。病院の事情があった。しかし、彼女の態度を見て、この人は大丈夫だ、医者が代わるくらいでへこたれるような人でないと納得し、ホッとしたためである）。後日の面接で、「先生のためにはいいことでしょうね」「先生の東京の電話番号を聞いちゃおうかな。でもやめておくわ」と言い、自制した。

担当した三年間の患者の感想は、「以前は幻聴で騒いで暴れた。怒鳴ったりで、しょっちゅう保護室に入っていた。先生を見ていて、自分なりに落ち着かなくてはと思った。薬は厳しかったけれど……」と語った。隔離室の使用は、三年間でごく初期に二回、一～三日であった。

患者は女子病棟で長い間他患や職員に有名な人だった。発病して、はじめの十年間に受けた治療行為に強く抵抗したであろうことは、その後の約二十年間の状態像からも容易に推測された。一般に、当時の精神医療の状況は患者に過酷なものであった。彼女は屈服することなく、攻撃性を維持することで自らの解体を防いでいたと考えられなくもない。他の患者にない彼女の強さであった。いろいろと大変な目にあってきたのだから、治療者が攻撃されても止むをえないだろう、と私は自分に言い聞かせていた。幻想とも妄想とも判別できない体験がなければ、彼女は三十年に及ぶ入院生活の歳月を過ごし得ただろうか。

この人のように、長く入院生活をしている患者や処遇に困難な患者をはじめ、ひろく病者を世間の一市民として遇し、礼容をつくして接することが精神科治療スタッフの基本的な責務であろう。中井久夫が説くところである。求めて得られるものではないが、報われるときが必ずくる。

7

〔症例M〕（第7章一六七頁参照）

治療困難・処遇困難患者と言われ続けてきた人であった。他の病院に三回入院していたが、すべて無断離院してそのまま退院になっていた。以後、当院には数回入院していた。病棟や面接室で、入院の不当性を訴えて、いつも怒っていた。彼の怒りは妄想や幻覚など病的体験と関係はなかった。まず、治療者に入院治療と服薬の合意をなんとか成立させる努力が不足していた。十分な時間がかけられていなかった。歴代の複数の担当医は患者の迫力に恐れをなしていた。患者のもっともな言い分に耳を貸すことがなかった。あっても、時間をかけて患者の気持ち（患者の立場になって見た精神科治療や社会の不条理・強制・疎外性など）を汲む姿勢に欠けていたようだった。対応に困ると、とりあえずの要求（外出・外泊その他）を認めるか、やっかいな要求には注射や隔離室を使用していたのだ。それはいっときの平穏をもたらすことはあっても長続きしなかった。患者とかかわる時間が担当医よりはるかに長い看護の苦労と忍耐は並大抵でなかった。

（患者が当院に入院するときの状況を見て知っていた。あとが大変だろうなと、ひとごとではなく予想していた。外来通院になっても事情は変わらなかった。患者が退院したのは回復したためではなく、扱いかねた結果であった。めぐり巡って、まさか自分が担当する羽目になるとは考えてもみなかった）。

私は担当するにあたって、はじめに、身体を拘束されて強制入院になった経緯は非常に残念なことだったと話した。患者の長い間のさまざまな苦労・苦しんできた事実を認め、それには治療スタッフがなにがしかの過ちをおかしたかも知れないと遺憾の気持ちを伝えた。その上で、患者にいくつかの提案とお願いと約束をした。

病気でないという主張や入院の不当性についての発言には、「正当だと私も思わないが、入院治療の必要はあると思う。あなたにはいまはそう思えないだろうけど……」と答えて治療決意を示した。

治療者がおよび腰にならないことが肝要である。逃げ腰になったりその場を糊塗する対応がもっともよくない。患者は、医師の態度や表情、語調などから、なんと治療意志の有りようまで察知するのである（と私は思っている）。

分裂病者の認知障害が問題にされるが、彼らの認知は自分の安全保障にかかわる事柄に関して、とりわけて正確である。また、認知は状況因子と回復段階によって差が出やすく、関心の薄い事柄・薄いものに正確性を期待すること自体に無理がある。ヒトは、所詮関心がないことには曖昧な認知をするのであり、「どうでもいいこと」なのである。分裂病者においては、はじめに認知障害ありきではないと思う。事態の質とレベルに違いはあるにしても、ほんとうに基本的なところではわれわれと大差ないだろう。臨床的発病前から明らかな知覚や認知の障害が認められる患者は、たとえ一級症状がそろっていても分裂病の診断は間違っている可能性がある、と私は考えている。この人たちには生物学的な接近が期待できるかも知れない。詳しくは述べない。

続いて、患者の主張と言い分に対する私の対応とコメントを記す。

「人権擁護局、衛生局に訴える」――「電話機にメモがあるが、番号を教えましょうか？　あなたの権利だからどうぞ」と、むしろ提案し、勧めた。結局、彼は電話しなかった。

「薬はいらない、飲みたくない」――彼は薬でひどい目にあった体験を詳しく話した。これももっともなことだった。のちに、以前は飲んだ振りして薬を吐き出していたことがあったと告白した。

「薬はあなたを変えるものではない。せっかく良い薬があるのだから利用しないのはもったいない。

薬は私が責任を持ちます。必要量以上は処方しない。服んでみて困ることがあれば、その情報は貴重だから教えてほしい。あなたに内緒で薬を変えることはしない」と約束した。患者は服薬した。これまでの薬の履歴で最少量であった。フルフェナジン一・五mg、ハロペリドール三mg、クロキサゾラム六mg／3×、ベゲタミンB®1T、エチゾラム三mg／1×Vds（就前）。一カ月後に柴胡加竜骨牡蛎湯七・五gを追加したが、のちに定時薬は半量にし、エチゾラムを二mgに減量した。納得して服んでもらう薬は少量で効きがよいのは常識だ。それでも眠気を訴えたが、「効きがいいんですね。健康なことですね。とくに昼食後は眠いでしょう?」と話した。

「家族に電話したい」「面会したい」――入院当初の電話はお互いに疲れる上、患者の一方的な要求と糾弾になりやすい。両者が傷つきやすい時期である。患者が回復しても、家族側にしこりが残ることがある。愛想をつかされて帰るべき家庭がなくなったら困る。「お母さんは八十歳をすぎた高齢で、身体の具合がよくない。待ってほしい」「私で代わりができるなら連絡する。用件は伝えましょう」「その結果は報告します」「いまはあなたも家族も休養する時期にしましょう」と伝えた。面会も同じであり、「冷静に話ができるまで待とう。どうしてもと言うのであれば、私も同席します」とお願いした。

この症例ではないが、入院初期に会社や友人に電話を希望する人もいる。この場合にも、用件次第で待ってもらう必要があるだろう。病勢の強いときの電話は、のちに会社に復帰する段階になってから妨げになることがある。友人についても同じである。これらは強制でなく、すべて〈お願い〉である。受け入れてもらうには辛抱強く、いくらでも時間をかける心構えと毅然とした態度が決め手になると思う。――それに緩やかな強制下の〈お願い〉という性質を帯びることが多いけれども、実際には医師の立場を超越した、ヒトとしてのひたすらな〈お願い〉となる場合もまるでない訳ではない。

（病院で壊されやすいものはガラス、ドア、そしてこのごろはもっぱら電話機である。受話器を通して家族を責め、押し問答の結果、電話機が投げ出され故障することが多い。生花や絵などは見聞したことがなく、これまで体験したことがない。ふつうは洗濯機のような生活必需品も被害にあわない。テレビは稀にある――女子病棟に多い印象があるが、どうだろうか。）

「いつ退院できるか」「いつ仕事ができるか」――「病院はあくまでも仮の宿である。長くいるところではない。入院は永遠ではない。せめて入院している間はゆっくり休養してほしい」「病院の居心地が良くなったり、退院したくなくなったら、こちらも困る。退院したい気持ちをじっくり暖めておいてほしい」「退院の時期は、自分でわかるようになる」。

さらに、「あなたが嫌だと思うことはしたくないが、私はあなたの主治医であって友人ではない。気がすすまないことでも、医者として治療に必要なことは断固としてやります。まあ、そんなことがないように、すべて話し合いで決めていきましょう」とはじめの二、三回の面接で約束し、方針を伝えた。患者は受け入れた。担当して、注射が必要になることはなかった。隔離室は使用していない。喧嘩・トラブルと無縁で経過している。自ら「おじさん」と称し、二世代も若い、経済的に恵まれない患者にコーヒーやお菓子を分け与え、洗濯費の節約のために自分の洗剤と洗濯カードを使って一緒に利用している。

患者の治療歴の中で、これまでゆとり、余裕、焦り、リラックス感、一般身体感覚などが話題になったことがなかった。退院が就労と同義で語られていた。「仕事なんて二の次、三の次のことだよ。退院したら、まず家でゆっくり平穏に過ごせればいいんだよ。お母さんも働けと言わないでしょ」と話している。就労を急いで、何かいいことがあるだろうか。大学時代に発病して入退院を繰り返し、今では五十歳になろうとしている人である。退院して、世に棲もうとする患者の生き方が就労にしかないわけであるまい。私は、若い患者にも事情が許されるならば、復学や就労を急かさない。退院の目標にすることもしない。こういう患者は復学や復職したり、就職してからの予後がよく長続きする。逆説的なようだが、これは経験的事実である。その逆もまた真実であって、就労を急ぐ人ほど安定から遠のき、再発の危機が訪れやすい。焦りが実を結ぶことはあっても少なく、一時的である。

8

ひと昔前のことである。ある病院の知人が「興奮状態が強くて隔離室に収容したところ、ベッドや隔離室内を『滅茶苦茶』に破壊し、手に負えない患者がいて困っている。なんとか転院を引き受けてもらえないか」といささか虫のいい依頼をしてきた。頼まれると断るのは難しい。患者は四肢を拘束されて来院した。さぞかしと覚悟を決め診察した。だが、患者の病状は紹介状に書かれていた情報と違っていた。まるで別人であった。彼は入院先の病院で受けた処遇に怒って暴れたと認めた。贔屓でなく、言い分はもっともな内容だった。代わりに謝罪し、そういうことがないように気をつけると伝えた。実際の彼は、軽妙洒脱な人で、冗談を言いユーモアを解した。職員に好かれ、人好きのする患者であった。診断的に非定型精神病の病像を示し分裂病ではなかったが、隔離室や注射は無用だった。トラブルを起こすこともなく、興奮することもなかった。前の病院に入院していたときと異なり、正反対の経過をたどって退院した（私的な事情で、数年後に外来治療を先輩のクリニックに引き継いだ。詳細は略す）。

その後、患者は住居に近い病院に自由入院のかたちで入退院を繰り返していた。ある日、入院中に他患と喧嘩して眼球破裂の重傷を負った。何年も前のことではない。加害者にあたる患者とそのまま入院を継続するには無理があった。病院側は転院を望み、彼は当院を指名した。転院させてもらえるかと連絡が入った。こんどは患者の希望で引き受けることになった。多弁・多動の状態だった。その基底に焦燥と不安があった。人柄に変わりはなかったが、要求すればなんでも認められるという甘い療養態度と放縦さが見られた。治療者が主体的に治療に関与した形跡が認められなかった。慣れあいの治療関係になっていたようだ。残念なことだが、事件が偶発的に起こったとは思えなかった。

9

病院に勤務していて、短くない治療歴のある患者を入院治療するにつけ、内心忸怩たる思いをすることが稀でない。ここまでこじらせなくてもすんだだろうに、と言えるケースが少なからずいるのだ。初期の治療段階で、関係を安定化する最小限の努力がなされず、その場かぎりであるか、「あとは野となれ山となれ」式の治療を受けた患者である。治療が泥仕合になっていたり、治療者の気まぐれに近いインテンシィブな治療のあげく、結局は成果なく放り出された患者さえいる。また、医師が個別的な治療的関与をしないで、患者の自由意志にまかせた入退院の決定は、患者の意志を尊重することにあたらない。患者を海図や羅針盤のない船に乗せるようなものであり、行き着く先がわからない航海をさせることになる。単に治療責任の放棄にすぎない。こういう患者が頻回に再発をくり返し、病院の放浪をはじめる。精神分析を受けた分裂病患者は満身創痍の感があり、治療は困難を極めた。例を挙げたらキリがない。医原性二次障害が主症状になって、にっちもさっちもいかない治療困難症例がいるのは、作りあげた当事者が気付いていないことに問題の根の深さがあるだろう。

われわれは、患者を悪化させたり、治療困難・処遇困難化させることは容易にできる。しかし回復は速効性のない日常のささいな営為の積み重ねでしかできないのである。これを忘れられては困る。そして、どのような治療法でも患者の可塑的な部分は残しておいてほしい。心の底から思うことだ。同じような思いをして、日常の臨床で血のにじむような苦労をしている先生たちが大勢おられることだろう。

（本章に提示した症例は治療困難・処遇困難を理由に電撃を受けることがなかった。せめてもの救いであった）。

本稿の主題である治療困難・処遇困難患者のほとんどは、実は初めから困難な人たちではないのだろうと思う。症例に提示したケースは、皆、潔かった。正義や信義を重んじ、礼儀正しく、素朴さと人情味があった。男性患者には男気が感じられた。治療者の偽善と不義を見破ることに敏であり、権威の誇示や強引な力の行使に反発した。自分を主張し抗議する強さがあった。しかし、ひとたび治療者の意気や誠意を感じとると、礼をもって応えた。薬は少量ですんだ。〔症例O〕（一八八頁）は精神科医療が、まだおおやけには治療と呼べない時代に発病し、戦った人である。戦うことでかろうじて自分を守ってきたのだ。薬はたしかに効いたが、ある程度以上に病態を変えることはなかった。大量の薬を使っていたら、薬に負けまいとして抵抗し、さらにいっそうの処遇困難な状態になっていたことであろう。

このような回復の推進力となりうる「強さ」をもった人たちが治療スタッフの対応次第で治療困難・処遇困難化し、ついに人格障害者、時には境界例と診断されることさえ珍しくない現状は、不幸としか言いようがない。本来は予後が良くてしかるべき人たちだと私は思う。すでに中・高年になった患者（〔症例M〕一六七頁、〔症例O〕など）が、いわゆる晩期寛解と呼ばれる状態になって、のちの人生を平穏に過ごせる可能性は小さくないだろう。われわれの仕事として今からでも遅くはないのである。

精神科治療では、いまさら言うまでもなく治療関係の安定を図ることがもっとも重要で基本的なことだ。それができそうにない相性の悪い患者には、信頼できる病院や医師を早々に紹介すべきだろう。新たな治療困難・処遇困難患者を作らないためにである。

10

冒頭にも述べたように、処遇困難とは（管理的）治療者サイドの用語である。精神科医療においてこのような用語は廃語にしたいと考えているが、本稿ではやむなく使用した。あらためてお断りしておく。

また、治療困難例については、本文におりまぜて触れたつもりだが、べつに論じる必要があるだろう。今回は治療困難と処遇困難をあえて並列に述べた。

第10章

安定しない慢性病態について

1

一九九〇年代半ばの現在でも、精神病院には気が遠くなるほど長期に入院している人がいる。回復途上で慢性化し、退院が困難な状況であっても、それなりに安定している患者がいないわけではない。しかし、一向に改善の兆しがなく、内科的疾患の合併がないにもかかわらず、身体をまきこんで混沌とした病像を呈して恒常的に不安定な患者が少なくない。通常の定期検査だけでは分からない身体病（早期に発見されやすい疾患に糖尿病や肝臓障害、貧血などがあるけれども）がどこかにあるためなのか、それとも精神症状によるものか、判然としない。一般に分裂病自体は直接的に寿命を短縮する病ではないが、この人たちは自殺を含め、生命にかかわる危機を抱えている。そのため精神科医療でも救命が当面の課題となる重篤な患者が現れる。

躁病患者の中に、長期経過の末に今では脳器質疾患と診断せざるをえなくなっているケースがいる。入院歴はあるものの十数年来の外来患者であった。五年のブランクの後に、再入院していた患者を担当することになり、ナースに聞いて部屋を訪ねた。記憶にある顔とボディビルで鍛えた筋骨逞しい身体を見いだせず、一人ひとりの顔を覗いた。まさかと目を疑ったほどに変貌した患者を発見した。見る影もなく痩せ、頭のテッペンが尖り、体の大きさが半分になっていた。表情にかすかな面影があった。四肢を拘束されていた。ところ構わず徘徊し転倒するために取られた処置であった。言語的疎通が困難であり、定期的な浣腸と食事は介助を必要とした。妻が面会に来ると持参した食べ物を詰め込むように一気に食べるのみで、会話らしい会話はない。患者は停年退職後も働いていたが、入院してまもなくから坂を転げ落ちるように急速に病像が悪化したという。留保の余地はあるが、初老期痴呆の病態にいる。

また、同じ時期に彼より一世代若い四十代後半の躁うつ病患者が入院していた。前任医から引き継いだ時点で十七～十八年の病歴があり、以後約五年間外来で診ていた患者だった。これまで八回入院していたが、以前と病像が違って緘黙・無動の昏迷状態が続いていた。仙骨部をはじめとして四肢の関節部・足踵などに多数の褥瘡ができていた。低栄養のため補液し経口栄養剤を使用していた。この患者も再び担当することになった。前者と対照的に一年半後に復職し有能なビジネスマンに戻った。萎縮した舌体と糸状乳頭の消失（鏡舌）は改善し、今では淡紅色で張りのある舌体に薄い淡灰黄色の苔が覆っているが、舌の中央に小さな切り傷に似た裂紋が多く認められる。二年間続いた重い病態時の名残であろうか。四七kgだった体重は六〇kgになっている。病初期からの頻回な入院にもかかわらず、複数の好意的な上司が赴任したり、実直な保健婦が患者との関係を維持し支えてくれたという好運に恵まれた。だが、ある時期、彼にも脳器質疾患を疑わせた痴呆状態が半年以上続き、回復した後にその状態が仮性痴呆だったとやっと診断できたほどである。

二人とも執着気質のモーレッツ会社員であったが、反対の経過をたどっている。前者の場合は躁病の慢性経過が脳にダメージを蓄積させ痴呆状態を招いたのか、生物学的に何らかの原因があって一挙に激症化したのか。後者は重症なうつ病相のひとつと考えるべきであろうか。(注1) いずれにしても、この人たちの人生後半での極端な重症化には長い病歴と加齢、生物学的問題などが関係しているだろう。

しかし、躁うつ病と対照的に、精神病院に入院している患者の大半を占める分裂病は、加齢によって軽症化するとは軽々しく言えないと私は思うが、激症化や脳器質疾患を招くことはほとんどない。稀に短期で激症化するケースもいると聞くが(私は経験していないが、例えば奔馬性分裂病—激症破瓜病)、通常は長期にわたる緩やかな重症化がしばしば観察される。それには安定しない、揺れて止まない慢性病態という事態が強く関係し、様々な問題を惹起していると考えられる。治療的にわれわれ勤務医の切実な問題がある。

また、安定しているように見えても、長く患って初老期にいる分裂病患者の内面は、やはり揺れていると言う方が当たっているだろうし、実は根が深いのだろうと思う(四十歳代以上の分裂病者が自殺に誘惑されやすいことを常に念頭に置いておく必要がある。質的にうつ病者の自殺と異なり、若い患者のそれとも違う)。

私はここで主に分裂病者の慢性病態における身体について簡単に考察してみたい。

（注1）私は現病院を一旦退職した。それまで診ていた外来患者（ほとんどが入院歴のある分裂病者であり、入院から外来まで主治医であった）は、期を同じくしてクリニックを開業した先輩に引き継いだ（転院を望まない約五％の患者はそのまま病院にお願いした）。五年後再び勤務することになったのだが、かつて担当していた患者がクリニックから主に生活的理由で時折再入院してきた。短期間で退院し、以前より病態が悪化していた患者はいなかった。しかし、二人は例外だった。予測を越えて病態が極端に重くなっていた。

2

議論の混乱を避けるため本論で対象とする患者は、ひとまず段階論に従い、寛解前期に慢性化し、そのまま長期に不安定な経過をとっている分裂病に限定したい。なお、寛解時期の定義は中井久夫の寛解過程論に従う。

この慢性病態では動揺する精神症状はもとより身体的に、全身の脱力と無力化・歩行の失調・律動的運動困難・摂食困難・嚥下障害・嘔吐・るいそう・肥満（特に腹部が全身に比して不均衡に突出し筋が弛緩している、いわば蛙腹のタイプ）・不明熱・自然排便困難・失禁などが持続的・突発的にしばしば認められる。一般に、それは薬物による慢性の錐体外路症状、中枢神経系・自律神経系・内分泌系の副作用として理解されているかのようであるが、この病態は全面的に薬物によるものではなく、揺れて止まない不安定な慢性化という事態そのものに理由があると考えられる。薬物が存在しない時代もこのような患者がいたと聞いている。

現在の精神科医療は薬物を利用しながら様々な治療的アプローチや治療法を併用しているのであるから、薬物による心身への影響を無視して上記の病態を考察することは無謀な試みである。しかし、失神するほどに大量の薬物が投与されていないならば、この病態は回復が軌道に乗らないまま不安定に慢性経過している患者に共通の特徴として観察される。患者は笑顔を忘れて久しく、視線はおぼつかなく目に光がない。悄然とした精気のない顔つきを見せる。ロボットのようにぎこちなかったり、「トボトボ」と歩く人が少なくない。リズム感に欠け、動作は緩慢で軽快さがない。あたかも凍てついた荒野を行き先がわからず、あてもなく歩くかの如くである。頭を垂れ肩をすぼめて前かがみになったり、重心が定まらない歩き方をする人もいる。(注2) 明らかにパーキンソニズムと診断されるケースがいないわけでないが（逆に、上記状態をパーキンソニズムと誤診して、抗パ剤の選択に腐心し時間を費やすほうが多くないか？ また、われわれが日常的に診察している分裂病者は、精神的に安定し始めるとパーキンソン症状も一緒に改善することが稀ではない）、大半は持続する不安や減圧されない「病圧」による心身の重苦しさ・混沌・疲労・苦渋・窮屈感・不自由感・膠着感・脱力や緊張などに原因があるのだろうと私は思う。

夜回診を待ちきれず、とっくに寝ている不安定な慢性患者は寝顔に、「とにもかくにも一日が無事に終わった」という安堵感、安楽感がなく、寝ている姿態が実に不自然である。頭を壁につけ首を「く」の字に曲げていたり、固い棒のように身動きせず仰臥している人や身体を腰から二つに折り、うつ伏せになって頭を枕に押しつけている人もいる。わざわざ苦しそうな格好をしているのではないかと思われるほどであり、苦悩を身体で表現しているかのように見える。

一方、順調な回復過程をたどる患者も一時期この病像をとるが、速やかに通り抜けていく。（注3）

（注2）薬物を使う治療開始期にもしばしば認められる様態である。面会した家族が驚いて、入院前より悪くなったのではないかと不安を示す。あらかじめ説明しておく必要がある。回復が進むと薄皮を剥ぐように変化し、軽快していく。

（注3）時間をかけた入院の導入と服薬の合意がなされていることが回復をもたらす基本的条件になる。

3

単純化して言えば、精神病は精神（マインド）に身体をむりやり付き合わせたり、身体の保護システムが働きにくくなる病気である。健康なときは自然に精神は身体に付き合う。「きょうは忙しくて疲れたから早く寝よう」「このところ無理しているから早めに帰ろう」とか、人目につかない所で休んだり、息抜きをして、ほぼ無意識に細かに微調整している。ところが、回復が膠着した慢性病態では、投与された薬物と精神が常時せめぎあい、戦い、結局精神が優位の状態にあると言えるだろう。通常、「クスリ」と精神が戦ったら常に精神が勝つ。この病態は薬物がもっとも無力な状態である。身体は意識からますます置き去りにされる。（注4）

薬物と身体の戦いでは、物量をもってすれば、「クスリ」はついに身体を屈服させるだろう。しかし、精神の賛成が得られないときは、半ばの屈服であって、強く抵抗し、次第に生体を疲弊させてしまう――顔と身体は寝ているにもかかわらず、ふらつきながら徘徊し、布団に入って寝ようとしない患者が病棟にいる。身体は「クスリ」を支持する精神のもとでようやく治療的に望ましい休息・良眠が期待できるのである。

回復前期に表現される薬物の副作用として、「呂律が回らない」「身体がフラフラする」「真っ直ぐ歩けない」「喉が渇く」「眠くてしかたない」などがあるが、この慢性病態下で訴えられることはなく、あっても少ない。患者は身体の訴えを止めている。せいぜいが便秘の訴えに限られ、なかにはスタッフが便秘の有無を観察し確認する必要のある患者がいる。それは精神的不安定状態の長期慢性化が、ヒトが意識せずにまんべんに払っている身体への関心を緩徐に奪い、整合的な身体管理を失調させて常態と化したために起きていることかも知れない。さし当たり「身体どころでない」のである。患者が長い間回復の前期に留まることによって身体が受ける影響は、われわれの想像を絶しているだろう。まして十年以上続いているとしたら、自然治癒力の発動を困難にして、身体の保護システムを攪乱させていると考えられる。このような慢性病態における注意と関心が及ばない身体が準備的前段階となって、水中毒やイレウス、悪性症候群が発症するのではないだろうか。病態が不安定で、外見的にただならぬ様子が見て取れる患者に高い頻度で発症する傾向がある。回復が進んでいる患者には認められない。寛解後期の入院患者や軽快退院した外来患者で発症したケースを私は未だ知らない。

私がすでに指摘したように、この病態は、靴の底のように厚く角化した足底・踵や、白癬によって肥厚し変形した足の爪に象徴されている。足の爪の伸びは手指の爪に比べて数倍（十倍に近いか）も遅いが、数年の単位でカットされた形跡のない患者が年齢に関係なく大勢いるのが現状であろう。（注5）

私は、これらの病態を積年の服薬あるいは薬の過剰（過少）投与の影響とか、分裂病のいわゆる

「プロセス」理論の終末状態に進むひとつの病態と考えるのではなく、慢性的に何物かと闘争している状態だろうと思う。彼らが陥っている事態や気持ちが汲まれることなく、しかも服薬を強制されている時が最も重い。「クスリ」が一層混沌とさせている可能性がある。

ふつう、彼らは寛解前期の段階で停滞したまま長く経過していて、「安全保障感」に薄く、脅かされ、安穏な日々を生活できないでいる。風邪をひくことさえ許されない緊迫した状況におかれていることもある。それは「陽性症状」や「陰性症状」など症状レベルで測れない事態であり、「生きている」実感と縁がない、最も遠くて隔絶された所にいるのかも知れない。幻覚や妄想がある患者は、たとえかりそめではあっても他者が存在し、言語化可能なためにこの状況を凌げるのであって、容易に幻覚・妄想を手放さない要因になりうるだろう。

ある患者は、入院して十年の間、喫煙と食事以外の時間は日中も臥床して過ごしていた。腹部の肥満が目立ち、動作は緩慢だった。一般に「無為」「自閉」「無気力」と記載される状態像を示していた。前任者から引き継いだ数カ月後、患者に臥床中の気分を尋ねた。彼は「布団の中で横になってるけど寝ていない。毎日が針のムシロの上にいるようなものです」と答え、苦痛を表現した。患者は「痛み」によってかろうじて「生きている」実感を持ち得ているかのようであった。(注6)

(注4) 薬物が本来持っている作用が十分に発揮されていないという意味であるが、薬効を過信してもいけないだろう。時代は薬物万能の感があるけれどもクスリには限界がある。この病態において有効あるいは悪くても無害な治療手段は、一見消極的で見栄えがしない気長な支持的精神療法やシュヴィング的

アプローチであると思う。

（注5）三十歳代以降の患者に歯の斑状欠損や全歯欠損患者が少なくないのは、歯科の知識不足や社会的要請・経済的余裕のなさがあったにしても、精神科医療において歴史的な怠慢であったと思う。それでも歯は患者自身の痛みの訴えで遅ればせながら治療対象になった。しかし、いわゆる水虫を除いて足の底と爪はスタッフの日常観察から不当に放置されている。爪白癬は無痛ゆえに患者の自発的訴えとして表現されることがない。足踵の角化症も同じだ。医師をはじめ看護スタッフはたかだか爪の病気と軽視しないで積極的に治療して欲しい。

（注6）後の面接で患者は「お陰様でフワフワした雲の上に寝ているような気がするようになることもあります」と突如述べた。「痛み」を汲む発言に対する患者の謝意であった。

4

水中毒が時々報告されるようになった当時、私には思い当たる患者がいなかった。現病院に勤めた駆け出し時代は、発病してから治療歴が短い（長くても十年程度）患者を主に担当し、そのうち治療歴が長くこじれたケースや転勤していった先輩医師の患者を引き継ぐようになった。入院時から主治医になった患者はもとより、入院中に引き継いだ患者の退院後も治療関係を継続するよう努めた。(注7) 一旦退職するまでの十七〜十八年の間、主治医としてかかわった患者で水中毒を発症した人は記憶になく、他人事と思っていた。ところが、五年後復職して引き継いだ患者の中に水中毒患者が三人いた。入院患者全体を見ても、水中毒患者が非常に増えていた。飲水制限の目的で隔離

室が利用されたり、意識障害や痙攣発作を起こす患者が出現した。[注8]

水中毒について、私なりにまとめた共通の特徴とコメントを列記する。文献は一切参考にしていない。

(1) 長い間安定しない、揺れて止まない慢性病態患者に限られる
(2) 「クスリ」と戦う患者〜クスリの作用を薄めようとする行為でないか[注9]
(3) 持続的な幻聴や妄想のある患者には少ないようだ
(4) 単なる常同行為・強迫行為と違うのではないか
(5) 自己治癒努力が頓挫した一形態の可能性がある
(6) 冷たい水を飲むことで、生の「再生感」や「快感」を得ようとする行為に見えることがある[注10]
(7) 口渇・ほてりを癒すために始めた行為かも知れない
(8) 水を飲まないと便秘すると言う患者もいる
(9) 軽快している患者・退院患者には少ない。口渇があっても、自ら飲水をコントロールしている[注11]
(10) 悪性症候群を発症する患者よりも病態レベルが重いようだ
(11) 病院・病棟・治療環境によって発症に差異がある
(12) 購入した一週間分のおやつ類をその日のうちに食べてしまう患者にみられる
(13) おやつは食べたらなくなるが、水はいつでも飲める
(14) その他

（注7）大学の科長から紹介された患者が軽快し、退院した後も敢えて送り返さなかった。科長は外来患者が多いので戻したら大変だろうと勝手に判断したのだが、本当はせっかく入院中にできた関係を失うのがもったいなかった。他の機関から紹介された患者も同様に継続して外来で診た。そのため外来患者は増え、減ることはなかった。

（注8）退職後も地方の病院で臨床に携わっていたのだが、これが水中毒と初めて知った。五年の間に東京の精神科医療と患者に大変化が起こったと思った。

（注9）クスリによる頭の重さ・思考の停止感・考え抜けないもどかしさ・眠気・だるさなどを晴らそうとするのであろうか。クスリの不快さは、服薬合意ができていないときは耐えられないものらしい。合意が成立しているか、治療者が信用されているときは患者は協力してくれる。

（注10）いつでもお湯が飲める環境にあっても、患者は冷水ほどには飲まないだろう。以前、多量に飲水したことがある女子患者は、「冷たい水を飲んで、すかっとして、爽やかになる。時間的に約三秒間（！）です」と話した。

（注11）コーヒー・タバコは回復度が高い患者でもコントロールが難しい。禁煙の難しさは患者に限らない。しかし、肥満や体重の増減については気にして意識的に節食することが少なくない。

5

身体的（生命的）・精神的に重篤な慢性病態は、個別の患者特性とおそらく発病時からそれまで受けてきた治療とその過程・治療スタッフのかかわり・家族・時代背景・社会的環境など様々な要因が

関係しているだろう。(注12)

回復あるいは安定には、発病から五年、長くても十年の治療内容や治療環境が及ぼす影響が大きい。十年過ぎたら数倍の時間と労力が必要になるだろう。かつて、発病しても入院を拒み通した患者は時には好運であった。十〜三十年前の精神科医療は総じて良質だったとお世辞にも言えないし、治療者の強力な刻印によって再起不能な程に潰れた患者が珍しくなかった。治療者に当たり外れが大きかった。こんな治療なら受けなかったほうが予後はよほど良かっただろうと、不遜にも思ったケースを何度も経験した。

現在の精神科医療のレベルは広く底上げされ、向上したと認めるのにやぶさかではない。だが分裂病に限れば、精神薬理学が興隆したとはいえ、私が精神科医になった六九年以降に革新的な抗精神病薬は開発されていない（抗不安薬と抗うつ薬、睡眠導入剤は発展した）。特筆すべきことは先人の治療や治療的アプローチが見直され再び陽の目を見ることになり、さらに多面的な治療法が開発・応用されて臨床が重視され始めたことだ。ここで分裂病が、一般科で言う「治療」と同じ意味で治療対象となり、臨床の知識と知見が蓄積され開花した。分裂病は不治の病でなく、治る病気としてようやく治療されるようになった。(注13)

さて、本文で対象にしている慢性病態は、おおくは十年前に発病し入院している患者であるが、現在の治療技術によって今後このような患者は減るだろうか。早期退院・早期社会復帰のスローガンは火種を残したまま不全寛解段階の退院を促すことにならないか。頻回な再発を増やして病像を複雑にするのではないか。確かに患者の活動性を高める効用はあるかも知れないが（実際は若い患者の自殺を増やすのではないかと強く危惧する）、分裂病者を人格障害者のような病像に変えることはないだろうか。長い目で見て患者を潰すことにならないか。次頁（注13）に書いたが、心配である。

画期的に治療技術が向上したとしても、慢性化を防ぐ基本的治療方針は変わることがない。まず、治療に導入する初期が重要だろう。（注14）幻覚妄想状態の患者には、穏やかな鎮静を図りながら、幻覚・妄想など、すなわち「症状の消失」に治療の目標をおかないで、基底にある苦悩と恐怖を受容し、気持ちを汲む態度を維持することが肝要だろう。幻覚・妄想の消去が一義的に治療目標にされるが、それは一時の安定は得ても長期的に見て成功と言えず、容易に再燃する。治療者が患者の信用に足る存在、悪くても無害な存在として現前すること・できるようになることが本当は大切なのだ。この時期の治療関係の安定化は、治療の終結あるいは後任に引き継いだ後も好ましく作用する。初発患者や急性期患者に限らず、慢性病態にいる患者でも同じだ。

一般に、治療者側の心性として、患者の回復が停滞するとタイムラグをおいて無力感が発生し、急速に惰性に流れる傾向がある。せいぜいが対症療法に終始するか、新薬を追加したり、他の薬物に変更して観察する程度になる。しないよりは良いだろうが、これでは精神症状や全身状態の改善に結びつかない。かりに安定しても一時的である。十年以上の過去の話であれば、「荒廃」「解体」という用語で状態像を表現したり、分裂病だから仕方がないという諦めはやむをえない、と考えないわけではない。だが、この一九九〇年代の精神科医においてさえ、少なからず認められるのは残念なことである。慢性患者が決して小さくない振幅で日々揺れている状況にいるという認識が浅いことも関係しているかも知れない。たいていは病像が固定しているとして、新たな治療的アプローチの導入や仕切り直しがなされない。

（一般に、良心的といわれる民間病院でも一人の医者が受け持つ患者は多いことだろう。全員に毎週面接することはかなりの負担である。急性期や不穏患者、身体的に重症患者の治療が優先される。入院期間が長くなっている慢性患者の診察は、本来、急性期患者と同程度の密度で行なわれてしかるべきであり、安定と改善は十分期待できる。しかし、現実は己の体力と時間を測って後回しにしがちである――とはいっても、医師は各自で時間配分など工夫しているのだが、精神病院勤務医のつらいところだ――。私の場合は体調を悪くしたり、常勤医に要請されることが多い新患の診察と入院導入や会議などで一日費やしたりして、仕方なく面接を延期した時は精神衛生が非常に悪い。不全感にとらわれて患者に借金をした気持ちになる。後日の面接で率直に謝ることにしている。）

（注12） 時間をかけること以外に手のほどこしようがない状態の患者がいるのも紛れもない事実である（それでも時間と医者を処方することはどんな治療法にも勝ると思う。支持的に接しながら、ひたすら「待つ」ことも有効な治療法である）。また、患者の回復には歩留まりがある。一〇〇％の患者が治癒することは望んでも難しいし、何病であろうと同じである。しかし、ある回復段階で安定してもらうことはどんな患者にも可能である。

（注13） 現状は素直に喜べる状況になっているかと聞かれれば、私は楽観していない。精神科医療は周辺の受け皿が豊富になり発展したが、早期退院、薬物万能、患者のマテリアル化と個別性の排除の風潮は頻回再発と治療的こじれを生む可能性が大きく、無分別な電撃の流行はその証明でもあるだろう。生物

学的精神医学は患者のその人なりの生き方に関心が薄い。それは精神科医療に普遍性を求める科学が重視されるためかもしれないが、反面では患者の人間的尊厳が尊重されない傾向がより強くなっているといえよう。また、患者が精神病者としての自己規定をさらに強く持つことも珍しくない印象がある。きわめて逆説的なことだが、社会的・個人的精神生活の自由度が縮小している患者もいる。患者が社会・世間のふつうの一員として受け入れられず、リハ・センターや作業所、デイケアなどの限定された場だけで適応している患者が多いのではないか。そこで働く職場や職員のソフトウェアによる回復の仕方と患者に期待する回復像によって無視できない差ができてしまうと思う。患者・非患者の図式が強化している兆候はないだろうか。こころあるパラメディカルの人たちには、患者の回復をどこに求め、どんな回復を望んだら良いのかという迷いとジレンマがあるのではないか。

発病初期から当病院に入院している患者もいるけれども、多くは病院を転々として入院してきた患者がほとんどである。回復の段階が判然とせず、病歴において一体何があったのだろうかと考えさせられたり、どこから治療を再度展開したら良いか迷うケースが少なくない。もちろん初期治療の時点で躓いたまま、のちの回復が停滞し長期に経過している患者がいないわけではない。しかし、多くは治療関係が安定しないうちに陽性症状の消褪などを理由に退院したり、外来治療が維持されることなく（あるいは治療関係の継続が図られることもなく）、つまるところ再発し、そのたびに病院や治療者が頻回に変わってようやく当病院に定着したというのが実状である。一、二世代前の治療のツケが回ってきていると言えるし、われわれも努力はしているが次の世代に何らかのツケを回さない保証はない。それにしても近頃はいっそうその傾向が強い。一度でも安定した治療関係が維持された時期がある患者は再入院してからの経過が順調であり、病像もシンプルである。前者は歳月が経つにつれて病態水準が低下し、あたかも病気の自然経過・過程として見なされがちで従来のプロセスモデルに組み入れられるだろう。このあたりに一方向性のプロセスモデルが存続する根拠がありそうである。しかし、これは過ちであると思う。私にはそういう患者の経験がないけれども、精神病治療に少々の志を持って、同じ病院に長く勤務し、夜の回診や病棟で出会った患者を観察して感じたことは、アプローチの仕方次第で回復ベースに乗せるチャンスが再々あったのではないかということであった。困難だと思えなかった。患者が回診の時に訴えることはもっともなことであったし、いつも不安が前景にあった。治療者はそれを早いうちに十分汲み取っておくべきであろう。また鎮静量の薬物が投与されていないことが多かった。薬物の副作用に過敏な治療者に見られる傾向であった。病状の好転がないと、薬物が症状の後追い的に追加された。薬物の使用戦略のうえで、このやり方は効果がないか、あっても僅かである。結果的に大量の薬が投与されることになるが、患者は鎮静しないのがふつうである。むしろ睡眠にも鎮静にも傾かない、いわば薬物によるせん忘状態を作ることになる。この状態は患者にとって、足が地につかないで宙に浮いたかのごとくであり、苦しいものであるらしい。患者はもがきにもがくのだが、これが精神症状と見なされることがあり、病状の把握をさらに困難にさせて、悪化と誤診される場合もある。

（注14）円滑な治療の導入ができていたら、十年単位で経過を追ってもこれほど重い状態にならないで済んだだろうと思われる人が間違いなくいる。多くの病的事象に対する治療的関与は初めが肝心であって、安定した関係作りは症状の背景にある気持ちを汲み取ることにあり、その重要性は「症状の消失」の比ではない。

一九七〇〜八〇年代になって、薬物の使い方を含め、精神科治療のレベルは全体に少しずつ底上げされた。患者も薬物を上手く利用するようになった。拒薬患者、とくに入院患者で服薬した振りをして洗面所に駆け込み、薬を吐き出す人は著明に減少した。廊下やトイレに薬が落ちていることは稀になった。私が精神科医になった頃は、患者の拒薬が治療上の大きな問題として扱われていた。おそらく、どの精神病院でも入院患者の服薬が大仕事であった。服薬の時間になると患者は廊下やロビーに列を作り、看護者は薬包に書かれた名前と患者の顔を逐一確認して封を切って薬を口に流し込み、患者が目の前にある水を嚥下するまで見届けていた。時には、薬が口の中や舌の下に残っていないか、口を開けさせて覗き込むこともあった。拒薬患者が多かった時代の習慣である——自主服薬が望ましいが、私が勤める病院は今でも徹底できていない。積極的拒薬者はいなくても単科精神病院には限界がある——。そこまでしても薬を巧みに吐き出す患者さえいた。服薬時間は看護者と患者の知恵比べの感があった。

一九六〇年代後半から一九七〇年代の初めにかけて、われわれの課題は、患者になんとか納得のうえ服薬してもらうことであった。無理やり服薬させられる場合と、治療者を信用して服薬する場合とでは、薬の効果発現が大いに異なるのは常識になった。服薬する側の患者の気持ちを重視し、服薬して困ることに耳を傾けた。服薬後に予測されるいくつかの現象（副作用も含む）を、あらかじめ患者に伝えることをモットーにした。行為としての服薬はそれだけで不安を募らせるので、その閾値を下げるためにである。「薬で何か負担はありますか?」と聞くことを常としていた。後に、中井久夫の言うように「薬は合っていますか?」と聞くことにした（この質問のほうが服薬感覚を聞く言葉としてふさわしいようだ）。患者は不都合があると、「眠気が強い。身体がダルイ」と直截に答える。面接の重要な話題である。話題になることと話題にできること自体、前提として服薬の合意が成立していて、布石が打ってあるのである。患者が薬を飲むことは、それだけでは善でない。

患者の服薬の心理は、滝川一廣の論文（「服薬の心理―薬物療法と精神療法の接線」『精神科治療学』一巻二号、一九八六年）に詳しい。中井・大西論文[文献11]は生物学的精神医学が全盛の時代においてこそ忘れてはいけないだろう。

私は、時々担当患者の定時薬を調剤することがあった。外来患者の診察（約八、九割が分裂病圏の者）が途切れた合い間に、頭を休ませるため薬剤師にお願いしてやらせてもらった。薬包紙が膨れ上がるほどの、まさにてんこ盛りの処方も少なくなかった。自分で処方しておきながら、患者が毎日服んでいる薬の量の多さにビックリさせられた。「こんなに飲んでいるのか！」と実感できた。若い医師は、一度は自ら調剤をしてみると良いと思う。また薬剤の毒々しい色は、それだけで服むのをためらわされる（これは改善されつつある。剤形が飲みやすい大きさになり、着色はマイルドになっている）。

7

先に触れたように、入院中の安定しない慢性病態患者に起こる困った事態として水中毒、イレウス、嚥下障害による窒息などと共に、悪性症候群がある。

病院には開設時に他の病院から転入院してきた長期慢性患者がいることはいたが、全体として患者の平均年齢は低かった。病院自体が若く活力に満ちていた。入院時に有熱性緊張病と診断された患者が二例いた。先輩医師の治療を、夜間に駆け出しも出勤して身近に観察した。むろん院内の患者に悪性症候群が発症しなかったわけでなく、数人いた。一九八一年の一月、はじめて悪性症候群と診断されたケースが一例発症した。悪性症候群の症例報告が、まだひとごとと考えられていた頃で、治療法も十分知られていなかった。生化学検査にCPK値の項目はなかった。

一九八一年以前にも、現在の知識でいえば悪性症候群と思われる患者が一〜二例いたと記憶する。その人たちに共通していたのは持続的な不眠・不穏・興奮であった。十分な鎮静量の薬物が投与されていないか、病状の後を追って薬物が追加・増量されていた。こういう薬物の使いかたは効果が少ないばかりでなく、鎮静にも睡眠にも傾かない中途半端なせん妄状態を長期に持続させることになった。見かけは体力があり、筋肉質で、がっしりした体格が災いした。憔悴と衰弱が極限にいたるまで身体に出にくい人たちであった。精細に観察していればなんらかの変調が発見されていたかもしれない。ともあれ起こるべくして起こり、不運な偶然によって突然起こる事態とはとても思えなかった。発症するまでにわりあい長い準備状態があり、薬物の使いかたと恒常的に見える身体状態の微妙な変化の観察、とくに慢性的・持続的な不眠と不穏・興奮状態、るいそう・虚脱・消耗・脱水などに気を配っておくことが重要で、良眠者には決して起こらない事態だろうと私は考えていた。

（精神科領域の治療でひろく補液が行なわれるようになったのは一九七一〜一九七二年、あるいはそれ以降ではあるまいか。それまで点滴が治療に導入されていなかった。点滴による補液が精神科治療にもたらした効用のひとつに、急性アルコール中毒者の夜間せん妄を激減させたことがあげられる。しかし導入当初は、持続的な拒食・興奮患者の早い時期に点滴を施行することは少なかったように記憶する。）

現在では悪性症候群は抗精神病薬に原因があるというのが定説になっている。抗不安薬でも起こるらしいが私は経験していない。もともと悪性症候群を薬物が主たる原因であると考えていなかったので、私の処方は今でも多剤併用型である。若いときは多量に使った。分裂病者に抗不安薬の投与は有害といわれた時期があったが、私は迷信だと思っていたので使用した。脱抑制作用を困る作用として感じたことはなかった。分裂病者の「おどけ」は経験した。分裂病者は窮地を脱出したり、窮屈感を晴らす策として「おどける」ことがある。これは暗にスタッフや家族を驚かせることになるが、「おどけ」ができる患者は回復度が高いと考えている。更に睡眠を改善し、不眠者をなくすために就前薬は全員に使用した。

8

現病院に復職して二週目に、ＣＰＫ値が突発的に数万から二十万以上の高値を示し、自力歩行ができなくなった患者が同時に二人も現れた。非常勤医の患者であるので、治療はもっぱら私の仕事となった。はじめて悪性症候群患者を担当することになった。治療経験が皆無だったので、さっそく最新の文献調べが必要になった。二人とも典型的な症状を呈さなかったが、同僚医師たちはさして特別な事態発生といった様子もみせなかった。これまでも時々あったことらしい。珍しいことではないというのだった。複数の医師の感想であった。ヴェテランの検査技師によれば、これだけのＣＰＫ値で救命できた患者はいないとのことだったが、幸い一人は数日、もう一人は体力がなく消耗の激しい人であったが、一カ月後に回復した[注15]（補液にルシドリール®を加えたが、無意味ではあるまいと思っている）。

後者の実際の治療に参加して感じたのは、悪性症候群は、やはり患者の個々の特異性や薬物だけによらないということであった。前の看護日誌を調べてみると（カルテより当てになる場合が多い）、一年以上も前から突発的な発熱、意識障害を疑わせる奇異な言動、足元のふらつきや流涎・嚥下障害・手の振戦が挿話的に出現し、時に大小便の失禁が記載されていた。発症一カ月前は頻回になっていた。体重が著明な減少傾向にあった。数日前の早朝に失禁があり、水を被って更衣もできずに呆然としている状態が観察されていた。前兆と思われるエピソードやサインが他にも幾つか認められていた。見逃されていたわけだが、これには病棟（病院）や治療スタッフの士気、ゆとり、診療密度などが関係していたと思われる。

このごろは狭義の悪性症候群が減っていると聞く。その程度には精神科医療技術が向上しているともいえるであろう。一方、不全型の軽症例はこれからも発生すると思われる。精神病院はどこもアンダースタッフであり、日常の観察精度に限界が伴い、予防的に対処するには未だに一般的ノウハウが十分にない。スタッフが充足しても事情は同じかもしれない。定期的検査で疑いのある患者を発見できても、そのときはすでに発症しているのが現状であろう。ふだんから治療者がその日をもっていないならば、顕在発症するまでは見逃しやすいのである。そのため治療者によって発生率に違いが出る。[注16]「クスリ」のせいにする前に、日常の診察で患者に起こりつつある変化の兆しをすばやくキャッチすれば、予防できるというのが実感である。多面的なアプローチと観察が欠かせないだろう。定期的に夜回診をしていると、入院患者全体の中で悪性症候群が発症しそうな兆しがある人は予測できるし、準備状態にいると思われる患者がわかる。(注17)

（注15）悪性症候群症例についてはすでに数多くの論文や成書で報告されている。論文の大半が治療法の紹介と発症直後からの生化学検査や病状変化について詳細なのは当然であり、薬理学的・生理学的に発症のメカニズムが紹介されているけれども、発症前の月・年単位の患者の状態像、回復段階、治療内容・環境などが省略されがちなことに、私は不満を感じた。指摘されているように薬物の変更や中断が契機になって発症する場合もあるだろう（しかし、変更や中断が必要になるほど患者の状態像に大きな変化が認められていたと言うこともできるのであって、しなくても発症したかもしれない。状態の変化や兆候には薬物で対処するのが一般的である。そのため、いかにも薬物の変更や中断が契機として見なされてしまう可能性を否定できないだろうと思う）。けれども、それには患者側の条件とともに治療者側あるいは入院環境の条件もあるのではないか。一部の文献で報告されていることは知っているが、その条件は詳細に研究・報告されても良いだろう。

（注16）抗パ剤が複数、しかも多めの量で投与されている、一風変わっている処方を目にすることがある。その意図が副作用や悪性症候群の発症を恐れるためと知った。処方内容は、治療者のクセと薬物に対するポリシーを実によく表現する。

臨界期における副作用の突出現象は、それと認知されないまま薬の減量や抗パ剤の追加、あるいは注射で対応されることが多い。私の場合は、薬を増量したり、回復が一歩進んだ節目の時期であると話して支持にまわる。

（注17）〔症例J〕（第7章一四七頁参照）は、このままでは遠くない将来に悪性症候群を発症すると危惧した症例である。

9

慢性病態には睡眠状態が大きく関係しているので、蛇足だが書き加えておきたいと思う。

面接で患者は寝ていないにもかかわらず、「よく寝ている」と言うことがある。睡眠・食欲・排便などをセットにして習慣的に質問するだけにとどめ、その質・内容・感覚（たとえば熟睡感・快眠感・寝不足感・めざめ心地・中途覚醒・昼寝・夢、味覚・嚥下状態、快便感・便の形状・回数など）を聞かないときに見られることであるが、この場合に得られる情報は不正確でさしたる意味をもたないだろう。医師の側に面接時間を短縮する意図が見え見えであり、患者は無難な返答をする。医師の中にはそれさえも聞かない人もいる。そんなことを聞いてなんになる、というのである。しかし夜の回診をしていると、消灯すぎの遅い時間まで起きていたり、深夜まで寝ないか、やっと寝ついても早朝には起きている患者が少なくないことを知るだろう。急性期の患者はともかくとして、ほとんど常習的な慢性不眠患者がいるし、寝ようとしない人もいる。こういう患者が安定するはずがない。安定しているかのように見えても、絶えず揺らいでいるのがほんとうのところであろう。見逃されやすいことである。看護の夜勤者は常習・慢性不眠患者の存在をわれわれ以上によく知っている。夜間の看護記録に書いてあるのだから、重要な情報として参考にする必要があるだろう。不眠があれば、就前薬を使うか変薬するのが望ましい。寝ようとしないか寝たくないのなら、その理由をさぐることが重要である。慢性不眠が回復に及ぼす悪影響は小さくないはずである。たいがいの患者は不眠の辛さを知っている。われわれは、面接場面で睡眠の質と量についてもっと積極的に話題にして良いことだと思う。発病の過程とか患者の精神力動に面接の眼目を置きすぎていると、ついつい患者の睡眠状態を忘れる。

どの患者にも薬物が単味で処方され、量は違っても同じ内容という方針の医師が、かつていなくはなかった。就寝前薬も投与されなかった（注18）。このごろは少数派であろう。その一方で、抗精神病薬を過信するあまり患者のもっともな心情・訴えを取りあげない人もいる。頻回な変薬の結果、患者は薬に振り回されるか、逆に薬に抵抗することになる。こういうケースが現実には少なくない、いや多いのだろうと思われる。

薬物全盛であるかのような時代にこそ、薬物を使うにあたって精神療法的アプローチの重要性がつとに指摘されているが、実際はどうだろうか。薬物療法であれ、なんであれ、どんな治療法もこれしかないというような執着は治療の幅や懐を狭くする。良いと思われることはどんなことでも取り入れるという柔軟で、折衷的・補完的な姿勢が治療に欠かせないだろう。

（注18）精神病を精神病理・心因論的に解釈して抗精神病薬の効用を重視しないか、うまくいかないと反動的に過剰な量を使う傾向があった。睡眠と身体症状は無視された。精神病者の睡眠が重視されなかったり、精細に把握されていないのは不思議なことであった。

10

私は面接で急性期の患者や寛解後期の患者はもとより、慢性病態にいる患者に身体感覚や身体の苦痛、食欲、睡眠、排便の具合などを努めて話題にする。面接の場で踵の角化や白癬の治療をしたり、許されれば爪を切り、耳垢を取る。安定しない慢性病態患者は身体に関心を向けることが少ないので、意識を身体に上らせるためでもある。虫垂炎やイレウスの早期発見、更に確率的に少なくても水中毒や悪性症候群の発症の兆しを早期にキャッチできるメリットがある——少ない分だけ、その早期発見と予防に意義があるというものだ。これまで主治医の立場でかかわっていた患者のなかに発症例がなかったのは偶然であり、好運でもあったが、この面接スタイルが多少とも役に立っているなら幸いだと思う。もっとも、本来の目的は、患者の精神的・身体的硬直や萎縮をほぐし、生き方と関心の幅を広げるためであり、精神の問題を身体の問題に置きかえるためでもある(注19)と言い添えたい。

(注19) どんな治療法でも薬物を利用する場合は、精神を身体化する治療であるだろう。

第11章

薬物療法についての雑感

1

わが国の精神科医療が、特に分裂病治療において真の意味で広く「治療」の名に値する地位を確立したのは一九六〇年代以降であろう。それまで先人たちの努力が分裂病の「本態解明」に注がれ、分裂病者の治療からは非常に遠いところにあったと言えるのは、精神科医療が社会から批判の対象にさえならなかったことでわかる。抗精神病薬が導入され始めたとはいえ、臨床的に薬の使い方は未熟であった。当時の少ない治療手段は患者を集団として扱い、患者を個々の病に悩む者として理解した上で、個別的な治療的アプローチがなされることは稀であった。治療が洗練され、成熟するまでに時間がかかった。現代でも風化していない先人の秀でた治療的営為やシュヴィング女史のアプローチなどは翻訳、紹介されていたが、なぜか注目されなかった。インシュリンや電撃などのショック療法が普通の治療であった。一部の民間の精神病院では、風呂場を簡便に改造した部屋で分裂病者に片っ端からロボトミーが施行されていた。(注1)公的機関でも事情はさほど違っていなかっただろう。どんな治療も確立するまでは犠牲を伴うものであり、治療自体を非難するつもりはないが、不可逆的な治療法である可能性については、十分に吟味すべきだった。精神科治療における歴史的教訓にしたいと思う。乱暴な営為が行なわれたのは、分裂病は得体の知れない「難病」という認識が一般的であったからであろう。

エランベルジェによれば、クレペリンは「患者ひとりひとりがその当時得られる最善の治療を受けられるように最善の配慮を怠らなかった」(『無意識の発見』弘文堂、一九八〇年)(注2)し、オイゲン・ブロイラー、ヘルマン・ジーモンらの業績は極めて積極的な治療上の試みと治療的努力によるものだった。サリヴァンの分裂病治療の実績は、生理学的・薬理学的治療法がなかった時代の正に奇跡であった。しかし、精神医学の潮流で彼らの治療的英知は正当に引き継がれることなく、分裂病という病の病理学的・診断学的研究に重点が置かれた。分裂病者を治した経験や治療経験がなくても分裂病を語ることが許されたし、精神鑑定なみの診察が純粋精神病理学的知識を集積させたが、これは治療と対極の位置にあると言えるだろう。ハイデルベルク大学の一室には、分厚い鑑定書が山ほど保管されているそうである。この資料を使って分裂病を語られてはたまらない気がする。欧米でも精神医学があまねく治療を実践するまでに長い時間がかかった。

いずれにせよ、抗精神病薬が出現し、薬物療法が不十分ながらも確立し始めることで、精神科治療が発展の契機を迎えたことは間違いないだろう。

（注1）大学の関連病院でもっぱら施行された。当時の関係者は黙して語らない。漏れ聞くところによるとひどい状況であったらしい。文章にすることさえはばかられる。戦争体験者が戦場の生々しい様子を語らないのと同じである。私の単純な頭の基底には、もしも患者が自分の家族や肉親、友人であったら、自分はやるだろうかということが判断基準として常にある。

（注2）エランベルジェのサービスでないとしたら私はクレペリンのことを権威と力のある、高邁然とした人柄だと長く誤解していた。

2

精神医学は対人関係におけるヒトのマインドを対象にする学問である。そこに精神医学の難しさがあり、内科モデルの包括的適用はずいぶん無理があろう。時代の影響を受けながらも、ヒトとしての人間の在りようは千年前とほぼ変わりがないだろう。千年前に分裂病者がいたかどうかの議論はひとまずおくが、（注3）一般に分裂病は産業革命後の病と見なされている。それ以前に分裂病者がいなかったのでなく、その時代のゆるやかな社会のまなざしのもとでは問題にならなかったのではないか。無治療でもさぞ予後が良かったことだろう。だいいち、社会に強制的「治療圧」がなかった。妄想はかぎりなくファンタジーに近いものだっただろうと思う。有名な「シュレーバー症例」のような症例は生まれるべくもなかったのではないだろうか。

ヒットラー政権下のような緊迫した時代は、分裂病の発病が激減したと言われている。個人の窮地が国家や社会の危機に転換され、発病を逃れることもあるのは有名な事実だ。

（注3）太古も狩猟時代の狩人が、分裂病気質者に特徴的な豊かな兆候感覚を駆使していたというカルロ・ギンズブルグ（文献3）の指摘は一読の価値があるだろう。仮に彼らが失調し、分裂病を発症したとしても、病気と認知されず自然治癒していただろう。ちなみに木村敏先生は分裂病は一八〇〇年以降の病気とし、昨今はウイルスによる可能性もあると指摘している（横浜の講演会、一九九四年七月）。

3

さて、現在の精神科治療は薬物の使用のもとに行なわれている。われわれが治療する分裂病者の経過は、薬物がなければどうなるのか分からない。恣意的に薬を使わない治療は（薬にアレルギーを起こすケースは特殊な例外であるが）、人間に対する無謀な実験でしかないといえるだろう。現状では、治療に抗精神病薬の使用は当たり前であり、われわれはその恩恵にあずかっている。しかし薬物は万能かと問われれば、すでに書いたが、私はそうとは言えないと答えるだろう。むしろ、逆であって、薬物療法の限界を知るべきであると思う。薬がほとんど無効な回復段階にいる慢性の不安定な引継患者がいる（前章を参照のこと）。おそらく、薬が効くレベルを超越していると考えられる。必ずしも薬の量や種類がミスマッチングのために効かないのでない。こういうケースは、一旦薬はご破算にし、短期の断薬を含めて仕切り直しをして、アプローチの仕方も一から変えるのが良いと思われる。日常的に薬を利用しながら、限界を知っておくことはなんら矛盾ではない。どんな治療法にも限界があり、精神療法・心理療法も例外ではないのだ。

私は若いときは必要に応じて多量の薬を使った。基本的に今でも変わらないが、最少量を善としたい。それには少量でも有効な作用をもたらす工夫をする。はじめに、私という医者を処方する。人間を信用しても大丈夫（無害）と思ってもらえるように、礼儀正しく接して丁寧な言葉を遣い（注4）（時には芝居がかったり、よそよそしいと思われることもあるだろうが、面接の場などに必要な適度な緊張をもたらす。治療者と患者の間に他の者の介入を許さない緊迫感が生まれることもある）、声のトーンに注意を払う。患者を子供扱いしたり、慣れあわないこと（注5）、毅然とした態度を保持し続けることが大切であろう。非常に平凡で常識的なことであるため軽視されがちだが、とても重要なことである。「われわれは同じ人間なんだよ」という表裏のない態度を維持することに意味があるのだ。一般に患者は人間に失望して傷ついていることが少なくなく、引き籠もる。時に自棄的になったり、諦めたり、自らの存在を否定的に考える傾向がある。患者は社会や家庭で良い思いをしていないことが多い。私は患者の社会や人間への不信をほぐすために（注6）、私自身を見本に示すことを心掛けるようにしている。患者の人間不信をほぐし、柔らかくする工夫である。何年か経つときっと変わってくる。全身から力が抜け怒り肩が丸くなったり、面接の際に机に自然に肘をついたり、リラックスして腕を組む。患者のしかめ顔や硬い表情が、瞬間的にあるいは数秒・数分間は緩むことがしばしばある。

おそらく「陰性症状」はこうした治療姿勢を保ち続けることで、自然に解消する性質のものである。私は駆け出し時代から「陰性症状」を「症状」としてとらえてこなかった。機が熟せば回復する現象だった。だから賦括作用を標榜する抗精神病薬を賦活を目標に使用したことがなく、今もそれらの使い方のノウハウを知らない。患者は回復が進むと自然とおそるおそる動き出すものだが、賦活薬で患者を動かそうとする試みは（注7）、車に例えれば、弱いボディ（身体）に排気量の大きなエンジンを積むようなものだと私は思う。これは治療者の焦りと不安によるのだろう。患者への就労圧力と酷似している。短期間で再発入院してくる患者が少なくなかった。自殺者もいる。治療者の焦りと無理が詰めを誤ることがあった。若い先生たちはくれぐれも焦らないで欲しいと思う。

いわゆるPost-psychotic depressionに抗うつ剤を処方したり、クロミプラミンを点滴する試みは理解できないわけでないが、いかほどの意味があるだろうか。また、大量のハロペリドールを点滴して幻聴が消失したとしても、私はなんの感想も持たない。十年単位の経過を追えば、患者をこじらせ、硬化させることにならないかと心配するのだ。「陽性症状」にせよ、「陰性症状」にせよ、「症状」自体に治療の焦点が当てられ過ぎていないだろうか。無理にでも「症状」を取れば良いというものではないと思う。確かに幻聴で苦しめられ、脅かされているケースがいる。私はこういう場合も放置しておいてかまわないと考えるのではない。薬物だけでなく、精神療法的に支持し、気持ちを汲んで消褪を図る。ただ二十年も続いているケースでは、幻聴の話題から迂回して外堀を埋めるつもりで関心や注意の方向を主に身体の方に転換するように努めて図っている。強引に消失を期待しない。もっとも初発の患者の幻聴はいつのまにか消えてしまうようにする治療技術は獲得しているつもりだ。

〔症例Ｉ〕（一四四頁）は頻回な自殺企図と抑うつ気分のために、強力な抗うつ剤と電撃が施行された。効果は全くなかった。幻聴は消えなかった上、自殺企図は続いた。治療者の分裂病観や治療観は的を射ていなかった。薬や電撃よりも、患者の気持ちを汲むことが遥かに重要だったのだ。自殺企図はうつ気分からきているものでなく、「生きていてもこれまで以上に良いことはないだろう、もう十分生きた」と患者が考えていたのである。また、「生きていてもいいんですか？」と言い、おのれの存在の意味を疑っていた。それは脅迫する幻聴の影響だけではなかった。処方から慎重に抗うつ剤を抜いた後も病像に変化はなかった。この患者の病態は抗うつ剤水準の問題ではなかったのである。

（注4）両方が一致していないと意味がない。それには表情と声のトーンとちょっとした物腰が大切である。治療者の情感的表現（「ふーん」「そうだったの」「ひぇー」など感嘆詞が主である）が大きな意味を持つと強調しておきたい。患者にしてみれば、治療者の感嘆詞をどう受けとめるだろうか。本人が当たり前のように、いわば自明的に考えていたことに対して治療者が発する驚きの言葉や意外感をもって受けとめることで当惑するかもしれない。「ちょっと待てよ、ひょっとして違うのかな」と思ってくれることが、万に一つでもあればそれで良いのだ。これと反対に、患者が治療者にサービスする言動にはポーカーフェイスでとぼけることもある。

分裂病者の感情表出の乏しさは視覚的にのみ目立つことである。表現するのが苦手なだけだと考えておいて良いだろう。対人場面での感情表出が思わぬ危機を招くことがあるからでもあり、良好な関係ができてくれば患者は微妙に感情を表す。われわれが考えているほど表情も貧しくはない。

（注5）患者と親しくなっても、それは友人との親しさと異なる。われわれは患者を治すために診療しているのだから、ほどほどの距離をとる必要があるのは当然である。親しい仲にも礼儀・礼節が欠かせない。いわゆるお馴染み患者を甘く見ないで、一定の節度を保つことが重要だと思う。友人に使うような言葉を使用すべきではない。「ちゃん」「くん」で呼ぶことはすぐにでも止めるべきである。日常の生活で自分より年長者をこう呼ぶことはなかろう。

また、分裂病患者の中には、おのずとこちらの態度を厳かにさせ、張りつめさせる何ものかを持っている人が多い。ひたすら傾聴し沈黙するだけだ。こんなときの冗談は禁忌である。

（注6）患者は治療者の表情や態度を驚くほど細かく観察している。病歴二十五年を超える、ある引継患者は、「先生は前に出会った何人かの先生と違って、偉そうにしていないので緊張しないですみます。緊張すると硬くなって何も話ができなくなり、つい言いそびれちゃいます。こんなことまで話していいのですか。初めてです」と笑顔になり、くつろいで語った。「それこそ面接なんですよ。それでも面接は緊張するでしょう?」と答えておいた。患者は普段はいかにも長く患っている感じの表情をしていることが多い人であった。彼は一流と言われる大学出身であり、寡黙だが話し出すと話題は豊富であった。実際、感情鈍麻・無為と記載される状態に見えるが、見た目と異なることが少なくない。われわれは外見で決めつけることがないようにすべきである。これまた些細で平凡なことである。

この患者は少々荒っぽい方法で当院に初めて入院してきた。患者を診て、人間は容易に荒廃したり、見かけほど内面は侵されないものなのだと改めて強く納得した。患者は、かつて行き慣れた新宿まで単独外出を初めて希望した。新宿御苑で昼寝してくるという当初の予定はあいにくの雨でやめにして、喫茶店でコーヒーを飲んで帰ってきたと言う。今では歯科受診と爪白癬の治療を始めている。薬は少量で安定している。それでも眠気がさすと言う。私は彼が受けてきた精神医療を初心に戻って仕切り直ししているつもりだ。私は患者の回復を予感している。

（注7）患者を動かそうという試みは、官民あげてのスローガンであるようだ。製薬会社は新薬の開発を賦括作用に求め、治療者も患者に自発性・積極性を促す薬を求め、使用している。分裂病の本質はいまだわからないが、見かけだけの活動性亢進は後日しっぺ返しがくると強調しておきたい。仮性の活動性

亢進は破綻しやすく、私は自殺を心配する（かつて活動性を高めるためと社会復帰の準備と称し、使役に近いかたちで作業が行なわれていた時期があった。使役は論外だが、明確な治療的意図をもった作業療法は、患者の自主的参加と強制しないことが原則である。しかし、現実は拒絶能力の低い分裂病者が作業を断るのは稀である。しぶしぶ参加した患者が少なくなく、彼らの不満は、作業に出ない患者を非難し差別する構造を生んだ）。

今日、患者を早く社会に戻して就労させようという圧力は、以前よりも強くなっていまいか。それは患者の個々の回復過程を無視しているように私には思われてならない。どの患者もプライドの拠り所として就労をめざすが、それには回復過程に見合った時期があり、タイミングがある。われわれは、長い目でみて患者の柔らかい治り方を目標にしたいものである。逆説的事実として、就労や会社復帰を急いだ患者ほど不安定化しやすく、再発入院してきた。

治療者は地域にできている作業所やデイケアに患者をお願いする場合は、その指導員と連絡を密にしなければならない。個々の患者の疲れやすさもさることながら、彼らが苦手とする息抜き・休息の取り方について個別の情報を与え、患者の回復に協力してもらわねばならない。

4

サリヴァンを代表とする、ほとんど薬物のなかった時代の治療者は非常な苦労を強いられたことだろう。体力的な疲弊によるものか、彼らが分裂病治療に専念した期間は短い。幸い、治療に薬物療法を併用することで、われわれの負担は彼らほどでないだろうと思う。管理者の立場でなく、分裂病の現役の治療者として、私は二十五年になるし、他にも大勢の先生方がおられる。薬物は治療者の負担軽減にも役立っていて、患者ともども恩恵にあずかっていると認めて良いと思う。抗精神病薬の出現は精神科医の治療者人生を長生きさせた。

ただし、薬物は、どうにでも使えることに問題が内包されている――昏睡に近い状態で長期入院を続けさせられたケースもいる。かつて日本医師会長であった武見太郎の精神病院牧場論発言に代表されるように、精神病院は漫然と患者に投薬し、肥満させるだけのところだという意見があった。すべて真実でないにしろ、そう見られても仕方のない側面がなかった訳ではない。それでも退院した患者はいたわけだが、こんなことなら入院しないで、投薬を受けずに青草豊かな本物の広い牧場でのんびり過ごしてもらったほうが、患者全体の治癒率はもっと高かっただろうと私は密かに考えている。

5

抗精神病薬は、われわれの分裂病治療に多大な恵みを与えてくれたが、使ってみて薬は決して万能でなく、限界があることも知った。

一、薬物と同等かそれ以上の「くすり」には下記のものがあるだろう。「くすり」は本来の薬の効きを良くすると思われる。患者の不安を軽減させることが念頭にある。項目の順位は重要度の順位を意味しない。ある程度考慮したが、羅列的である。

(1) 服薬の合意をして、服薬による種々の影響を簡単に予測しておく(注8)
(2) 服薬後の情報をいつでも聞く姿勢を保つ(注9)
(3) 治療者自身を処方する(注10)
(4) 治療者が信用されること(注11)
(5) 面接日を裏切らないこと。不意の変更の連絡が間に合わないときは率直に謝罪する
(6) 患者の気持ち・もっともな不安を汲む(注12)
(7) 患者が「嫌がることはしない」という保証をする
(8) 治療者の表情・声のトーン・物腰は「くすり」そのものである(注13)
(9) 丁寧な言葉遣い・態度もおなじである(注14)
(10) 身体診察には鎮静作用がある(注15)
(11) 許されるならば、治療者が身体の処置をする(耳垢を取る・爪をカットし抗白癬薬を塗る・足踵の角化を柔らかくするなど)(注16)
(12) 定期的服薬の維持・努力を評価し、感謝する(注17)
(13) 常に支持的に接する(注18)
(14) 無理なことはしない
(15) 患者の秘密は聞かない、聞き出さない
(16) ひたすら「待つ姿勢」が大事(注19)
(17) 最良の「くすり」は、関与しながら焦らず、時を待ってもらうことかも知れない

(18) 治療者が患者に野心を抱かない（すでに書いた）

(19) 退屈を感じるようになったら、それは「くすり」になりうる(注20)

(20) その他

これらの事項に各々該当する代表的症例がいる。そのうちの数例は症例としてコメントをつけてすでに簡略に書いておいた。

二、一をふまえたうえで、分裂病治療における私の薬物治療の方針と薬物に期待することは主に以下の事項である。ここでも順位は重要性と連動しない。

(1) 服薬すればそれで良いというものではない(注21)

(2) 「頭の騒ぎ」を治めることを目標にする(注22)

(3) 頭や身体の疲れ・気疲れをとる

(4) 精神と共に身体を休息させる

(5) はじめは質はともかく、睡眠の量を確保して改善する。昼寝は歓迎する(注23)

(6) 薬を通じて精神の問題を身体に表出させるか、転換させる(注24)

(7) 自然治癒力を発動しやすくする

(8) 力ずくで薬を使わない(注25)

(9)急性期の幻覚は消褪させるように図るが、慢性幻覚や妄想の消褪を一義的な薬物治療の目標としない。外堀を埋めていく作業をする（注26）
(10)急性期の妄想的言動はほとんどがサリヴァンのいうParanoid Coloringであり、本物の妄想にならないように相応の量を使う。しかし、これには精神療法を活用し、薬を過信しない。薬物以外の「くすり」を最大限に利用する（注27）
(11)食欲の改善を期待する（注28）
(12)便通の改善に努める
(13)知覚変容発作・恐怖発作・眼球上転発作には抗不安薬で対処する
(14)分裂病者の不安の軽減は上記発作以外ほどは期待しないが、抗不安薬を使う。やはり気持ちを汲む態度・言葉（言葉が要らない場合もある）が最良だろう
(15)多量の薬ですべてを解決しようとしない。パワーで勝負しない（注29）
(16)その他

三、薬物に期待しにくいこと

一の事項に反しているときは、薬の効果は薄いか、期待するほどでないだろう。要するに効果の発現は悪い。揺れて止まない慢性病態にいる患者を安定させるには、薬物の作用以上に、一を実践することが長期的にみて有効かつ重要であると考える。治療者の刻印が最小ですむと思う。〔症例I〕（一四四頁）、〔症例J〕（一四七頁）などを参考にして頂きたい。

四、薬の副作用について

服薬初期にもっとも予測されやすい副作用として、「身体がだるい」「眠い」「喉が渇く」「歩行がふらつく」「呂律が回らない」などがある。これには、前もって薬が効いている証拠かも知れず、一過性のものであると明言しておきたい。一の事項が実行されていれば患者は我慢してくれる。以前に入院・服薬経験がある患者にも、改めて伝えておくほうが望ましいだろう。

「頭が悪くなったようだ」「何も考えられない」という訴えには、不安を汲んでおき、薬は決して頭を悪くするものではない、一時的なことであって今は頭を休ませてゆっくり過ごして下さい、と説明する。頭のオーバーヒートを例えに挙げることもある。

副作用は患者の数ほど無数に表現されるが、その代表として挙げることができる蟻走感は(たいていの患者に「ムズムズ」で通用するほど頻繁にみられる現象である)、近・遠未来の不安や焦りが身体に表現された現象と私は思うのだが、しばしば単純に副作用と見なされている。蟻走感よりはるかに少ないRestless Legも同様な現象で、内的緊張の表出であるが、これも多くの人は副作用と見なすだろう。眼球上転発作は、私は不安発作の一種と考えている。異論があることだろう。一般に、明らかな錐体外路症状を別にすると、症状を副作用ととるか精神症状とするかは、困難な問題である。ここでは議論を避ける。

私にとって、今のところ解決が難しい唯一の副作用は口渇である。チスタニンや漢方の白虎加人参湯を使って効果のあるケースは多くない。患者は我慢し、各自がそれぞれ工夫をしているが、どなたか教えて頂きたい——薬は替えていないのに、不思議なことに回復が進むと、揺らぎながらも口渇

（口渇に限らない）が軽快の方向に収斂していくことが稀でないという事実は何を示唆するのだろうか。今後、機会があれば私見を述べてみたい。このほかの副作用対策は何とかなっているのが現状だ。

五、いわゆる「陰性症状」について

「集中力がない」「根気がない」「元気がでない」「やる気がしない」「忘れっぽい」「頭の回転が悪い」「疲れ易い」「動作が鈍い」「興味がわかない」「横になりたくなる」など、入院の回復途上や退院後の病み上がりに訴えられやすい事柄である。これらの改善に重点をおく先生方がいることは知っている。しかし、時間を待てば解決することである。分裂病は現代でも大病である。疲れや消耗が尾を引くのはむしろ当然でなかろうか。解決を急いではいけない。一、二の事項を配慮していれば軽快すると断言しても良いくらいである。ただし、時間が必要だ。支持的に接したうえで時間がかかる。ここで無理・焦りは治療者・患者とも禁物であろう。

急がないことがコツである。治療者の賦活剤の投与や就労の促しは一種の焦りの表現であろう。経験的に、「陰性症状」の早急な解消の試みは有害と私は考えている。「待つ姿勢」と支持的態度が肝心なのである。仕事を失敗した症例を大勢知っている。妙にリキんで硬い患者に多いようだ。外見で分かるほどである。焦って成功した症例を私はほとんど経験していない。患者の後の人生は長い。あわててはいけないだろう。何回も書いたが、成功例はほんとうに少ない。われわれは患者に柔らかい回復をめざそうではないか。

私が心配することのひとつは、勤勉に価値をおいてきた治療者が過ちやすいことにある——同様なことに、不眠知らずの治療者は患者の不眠の辛さを知らないか、同情が薄い。「陰性症状」を過大に考えるのは、このままでは怠け者（「廃人」になってしまう）という迷妄によるだろう。治療者をはじめとして患者・家族、治療スタッフは急ぎすぎていないだろうか。

ヒトは大病のあとは慎重にすべきである。後で病気をこじらせないために時間をかける腰を据えた構えが、実はもっとも大切なことなのだろうと私は考える。治療者によって、分裂病者の回復イメージは天と地ほどの違いがあるようだ。

「私は、今度退院したらもう二度と病院に入ることはありません。自信があります」と意気込んで自信満々に退院する患者が中にはいる。新しい生活を始めるのだから、おそるおそるやりましょうと水をさすように話すことにしている。これと対照的に、「ちょっと心配です」と言って退院する患者のほうが長く安定して過ごすようだ。慎重に退院後の生活を送るためであろう。服薬も規則的に行なう。無理をしないためだ。気付いてみたら働いていたという患者は、大概はこのタイプである。生活臨床でいう受動型の患者がもっぱらである。前者は能動型だが、私はかなり若い時から、分裂病者の治療方針を、能動型の人は受動型に変わってもらうことにおいてきた。詳しいことは別の機会に述べたいと思う。

（注8）薬の量は病気の重さに比例しないと伝えておく。錠剤の数がふえてがっかりする人がいる。この薬を飲むと「眠気」「だるさ」「呂律の回りづらさ」「ふらつき」などが出ることがある。「軽く出る程度なら、薬が効いていると考えて下さい」と言う。特に、入院当初の患者には、「食事以外は昼間も寝て

過ごしても結構ですよ」と頭と身体を休ませて良い保証をする。頭に何も浮かばなくなったり、考えごとができなくなっても、それは一時的で「薬は頭を悪くさせるものでない」と簡潔明瞭に話す。治療者の丁寧な言葉遣いと穏やかな態度が患者の信用を得るコツになる。

（注9）飲んだ本人が誰よりも薬の効果を詳しく知っていて当然だろう。一般に、薬の情報は患者からの情報が一番正確である。初めの面接で、まず「薬を飲んでみてどうでしたか？」「何か困ったことは？」などを尋ねる。あれば、必ず気持ちを汲んだうえで答える。治療的に必要な場合は、緊急性を考慮しながら「悪いけど、もう一週間待ってみてくれますか」「また教えて下さい」とお願いすることにしている。

寛解したある患者はガソリンスタンドに勤めているが、「午前中は忙しくてとてもできないけど、昼薬を飲むと、午後の暇な時間に丁度良い眠気が出るのでソファーでうたた寝することがあります」「薬は神経を休めるために必要なんです」と言った。彼は息抜きができるようになっていた。

（注10）薬物を処方し、精神療法（患者の苦労を聞く）を行なう治療者が、さし当たり患者にとってすべてである。精神科医が治療者として良き現前とならずしてどんな意味があろうか。医者を処方するとは、良き現前たらんとすることである。繰り返しになるが、医師が人間の代表であり、悪くても無害であって、時には救いになることもあると知らしめることが患者の回復を順調にするだろう。

（注11）信用してもらうには、われわれが一貫した表裏のない態度で接することもむろんだが、やはり言葉遣いは重要だろう。世間の一市民として応対し、治療者のヒトを尊ぶ姿勢は患者を卑屈にさせない作用があると思う。病者には常に負い目があるからだ。

（注12）一般に、患者は若い治療者が担当になると家族を含めて不安を表明することがある。しかし、患

者が心底から己の気持ちを受けとめてもらえていると感じれば、技術的な未熟さや浅い経験をとやかく言うことはないし、医者を信用する。新人医師の患者は手慣れたヴェテラン医師よりも回復率（治癒率）が良いと思う。臆することなく、何とかしようという意志と十分な体力・気力は活用すべきだ。それは態度に現れて好ましい効果を患者に与えるだろう。若年寄りのような知ったかぶりの無気力さは困りもので、若くプライドの高い評論家的な医師にしばしば見られる現象である。この人たちは臨床より翻訳家や物書きになると良いかもしれない。医者のための医者というものもあるかもしれない。精神病者の病理をすらすらと明快に話す人には、眉に唾する準備をするのも一法である。

（注13）これらはセットにしておくのが望ましい。言葉と物腰、声のトーンは一致していないといけないだろう。治療者が驚かされたときは、率直に表明するのがいいだろう。場にふさわしい調子で表明されるべきである。身ぶり・手振りをまじえたほうが自然である。不器用な治療者はこの辺に問題があるだろう。せっかくいい面接をしていても患者に白けた感じを持たせる。丁重に接していても、体重計の位置を足で動かしたり、面接室に侵入する他患を強い語調で叱りつけるようではすべてぶち壊しになる。患者がめざとく治療者を観察しているのを忘れてはいけない。治療者に悪意がなくても、裏を感じとってしまうのが患者だ。信用を獲得するのは難しいが、失うのは実にあっけない。関係が回復した事後に、「あの時、先生はこんなことをしましたよ（言いましたよ）」と教えてくれることがある。肝に命じておきたいと思う。

（注14）患者にかかわるときの基本的事項である。未知の一市民や先輩と接するときの態度と同様でありたい。

（注15）興奮している緊張病患者も、（タイミングを間違わなければ）穏やかに身体診察を受けるのは、多

くの臨床科医が知る経験的事実である。血圧測定・胸部の聴診・舌診・脈診などの診察をさせる。

（注16）身体看護も鎮静作用と治療関係を良好にする手段であり、身体に関心を向けてもらうためである。そして身体感覚を共有できる話題にするためでもある。この種の行為が苦手な医師は別の方法を考えれば良い。断る患者にはやらない。「じゃ、自分でやってね」と言うことにしている。

（注17）長期間の服薬に感心させられる。自分のためだから服薬して当然だとみなすのは、やや冷たい見方だと思う。努力を評価して傷つく人は誰もいない。

（注18）実は、私は精神療法の訓練も教えも受けたことがない。精神療法がなんたるかを知らない。ただ、回復過程で患者の生活を支持し、無理せず焦らずと言うのみである。「陰性症状」下にいる患者には気持ちを汲み、支持し、待つことの大切さを説き、関係を維持することに主眼をおいている。徐々に変化してくるのがふつうである。「陰性症状」が問題視されていなかった時代から、支持し待ってもらうことで、病の回復テンポと一致して「陰性症状」は自然に消えていった。退院した外来患者には、大病の「病み上がり」は無理できないと伝える。就労を急いで「自分はもう治っている」と言う患者には、治っているかどうかの判断は、病気に罹患したときと違って遅れても構わないのだから「もう少し待ってみたら」「今から働くのはもったいないよ」と話す。多少は患者をじらすことになったが、そうこうしている内に仕事が見つかったと事後的に報告する患者が少なくなかった。事情があってやむを得ずに焦った就労を認めることはあったが（覚悟を決め細心の外来治療を心掛けた）、通常はこちらから決して就労や復学を促す発言はしなかった。この方針を受け入れた患者は結局は仕事が長続きし、病状も安定していたのが特徴である。通常、家でゴロゴロして「病み上がり」を過ごす患者の内心は、仕事をしていないという負い目と、仕事をしなくちゃという焦りを持っているものだ。そう考えておいて間

違いがない。そんなときに治療者や家族が就労圧力をかけるのは患者の気持ちと神経を逆なですることになるだろう。イライラして乱暴したり、爆発する患者が大勢いた。それが病状や家族と本人の関係がこじれる一因になることが案外多い。家族に患者の気持ちを説明し、口から出かかっても言わないで欲しい、と私はお願いする。ゴロゴロしたままで経過することは決してないと保証しておく。気休めでなく、経験的にそのまま無為に経過した患者はいない。一般に、精神科の治療において断定的に言えることは僅かであるが、これはその一つであると思う。詳しくは省く。

（注19）消極的と思われるかも知れない。しかし、待っているうちに問題の方から自然解消し、その間に治療関係を一段と安定させる効用もある。本来待つのが苦手な患者が待てるようになることは、それだけで治療的意義がある（どんな病に罹患しても入院生活は焦るものだ）。精神療法の眼目のひとつは、先を行きたがる患者に待つことの苦痛を支えながら、それでも待ってもらうように計らい、気持ちを汲むことだと思う。一の⑰（二三九頁）も同様であって、治療者と患者が一緒に期が熟すのを待つのは、互いを信用しあう貴重な共同作業である。治療者に信用がなければ、患者は drop out してしまうだろう。

（注20）回復が進んでくると患者は退屈を訴える。「ヒマで仕方ない」と言う。「退屈でイライラしますか？　どのようにやり過ごしますか？　人や物に当たることがありますか？」「頭もヒマですか？　以前と比較してどの程度ですか？　どちらが楽ですか」と私は聞き返すようにしている。通常「それは良かった。寝てないときの頭は大変だよね。頭に付き合った身体も悲鳴をあげていたんじゃないの」などと話し、さりげなく不眠の辛さや身体に注意を向けてみる。そのうえで、退屈を感じるほどゆとりができてきたと評価する。退屈感の出現は次の回復段階に移る目安になるが、この段階で治療者が喜ぶのは少々早すぎる。私は、「この際、あなたがやってみたいことがあったらどうぞ」「ただ、思っている以上

に身体は疲れ易いので、疲れたらやめるように」と軽く勧める。程度に差はあっても、疲労を感じることは回復の条件だと私は考えている。

（注21）服薬の効果を期待するのは当然だが、言葉を添えることが大切である。また、患者が服薬する気持ち・こころ意気を推し量ることも重要である。薬を拒む患者の心情が理解できることがある。慢性に経過している患者の拒薬には、薬による外傷体験があると考えて良いだろう。

（注22）安定した関係の中で、頭の騒ぎを治めることが回復を円滑にさせ、予後を良くする。幻覚・妄想の消失を目標にするのは再発を防ぐことにならない。

（注23）特に、入院当初の患者がよく寝るのは吉兆である。薬と治療者を信用している表現であろう。順調な回復経過をたどるための最初の一歩である。大量の薬を投与しているのに寝ないで落ちつかない場合は、患者が薬と戦っている可能性が大きい。

（注24）精神によって沈黙を余儀なくさせられていた身体を開放し、身体的訴え・症状が出ることで直接的に患者を看護し、関与できる。これには多くの言葉を必要としない。看護的接触・かかわりは治療の原点である。

（注25）服薬を拒む患者には説得する。説得してダメなら、促す程度にして強制しない。興奮している急性期患者はケースによってはやむを得ない場合もあるが（精神科救急では悠長に構えていられないケースがさぞ多いことだろう）、力の行使は最小限にしたいものだ。急いで服薬や注射を考えるのはどんなものか。患者のその後の長い生活に影響を及ぼさないと誰が言えようか。〔症例B〕（第1章一〇頁）は服薬まで一週間、〔症例C〕（第1章一三頁、第9章一八一頁）は二カ月余かかった。

心気妄想患者Sは服薬するまでに七カ月を要した。大学時代に発病し、一時期幻覚妄想状態になった。当時から精神科外来に通院していたが、精神鍛錬のため山中の錬成道場に籠ったこともあった。その後気功に熱中し、そこの師に精神病薬の害を説かれて精神科外来の薬を飲まなくなった。重ねてたまたま家でガス漏れがあり、それから急速に心気的となり、不調を訴えて大学病院の神経科を除く、ほとんど全科をショッピングして回った。診察の結果はすべて正常であったが、受診を頻回に繰り返して病気を訴えるため、各科から苦情がきた。生活リズムが崩れ始めた。健康不安のためか、一生分の衣類やシーツ類を買い貯め、使っていないのに値段の高い一流クリーニング店に出した。食物は高価な老舗で買い、ひとり暮らしに不釣り合いな豪華な家具やテレビなども購入した。僅かなかすり傷がひとつでもあると店に連絡して苦情を言い、自分が気に入るまで何回も取り替えさせた。次第に同胞や近所と摩擦が起きはじめた。家族は大学の神経科に相談して入院を考えた。Sは入院に反対し説得も不能であった。一般に大学の精神科病棟ではこの手の患者の入院を望まないし、病棟のシステムの上でも入院の適応になりにくい。結果的に、家族に人手がないため民間の護送会社に依頼して無理やり当院に連れてきた。Sは自分は精神科の病気ではないと主張し、薬は服まなかった。面接は応じた。身体診察や舌診などは抵抗しなかった。しかし、患者の要求は「大学病院で診察を受けさせて欲しい」「漢方のO先生に診てもらいたい」であり、「頭が痛い、目が痛む、胸が痛い。腎臓や肝臓が悪いので大学病院に連れて行って欲しい」と訴えた。（中略）

私や心理士、病棟主任が服薬の説得と訴えの聞き役になった。丁寧な言葉遣いと穏やかな態度で接することにしていた。入院して半年頃から患者は疲れた様子を見せ始めた。連日「Sさん、おくすり飲みませんか？　眠れていないでしょう？」と勧めていた。七カ月経った頃、「治る保証をしてくれますか？」とSは聞き返した。「少なくとも今より楽になると思います。いつ治るか予言はできませんが、きっとその時が来ると思う」と答えた。数日後の夜、唐突に、前もって処方しておいた就前薬を夜勤者に希望し、自分で飲んだ。期を同じくして、Sは入院来初めての風邪を引き、風邪薬も抵抗なく服んだ。以降、Sは服薬を続けている。眠気・だるさ・口渇・ふらつきが見られるが、苦情を言わない。心気的訴えが減り始めた。続いていた他科受診を要求しなくなった。一般身体感覚がわかるようになった。面接時の話題は内容が変わった。ある日の面接で、「つらさと苦しさがあります」と言う。「こころですか？　身体ですか？」と問うと、意味ありげに「眠気で何もできないです」と答えるだけで、対処を望む発言はなく、疼く歯の治療を希望した。いつも整った身なりで静穏に対話し、治療を受け入れはじめた。目の痛み（緑内障の疑いがあるが、彼は急を要しないことを今は了解している）を除いて他の痛みは消失した。ようやく治療が軌道に乗りだした。（以下省略）

（注26）要旨はSの治療過程に書いた。われわれは患者の妄想を妄想として聞かなかった。本当の苦痛がどこにあるのか、訴えの底に何があるかを考えた。Sとの面接で睡眠をはじめ、便通、食欲などを聞き、ひび割れしていた手掌と足の裏を治療した。身体はよく話題にした。Sの人の良さ、柔らかな人柄を尊重し、損なわないように留意した。Sに限らず、どんな患者にもとるべき基本方針としたいと考えている。

（注27）患者が自ら語る急性期の未曾有の体験や妄想様言辞には一切コメントしない。安易に分かったという態度は治療に有害であろう。今だと思うときは別だが、ふつうはこちらから聞くようなことはしない。「ひどい目にあったね。大変だったんだね。しんどかったでしょう」と辛さを受けとめるだけにする――文章にすると単純だが、その場では厳粛な気持ちが自然にこもっていると思う。密やかで、個人的な人間対人間の場としての雰囲気を保ち、決して軽く流す面接に終わらせないようにすることが重要

だろう。黙って傍らにいるだけで十分なこともある――。

そして不自然にならない程度に話題を身体に移していく。面接を終えるときは治療者である私は頭が垂れていることを自覚する。この場合の「くすり」は患者の言葉を傾聴する態度かも知れない。Paranoid coloringを薬物のみで対処したときは、一旦は消褪しても再燃時に同じ内容のParanoid coloringになることが多く、一時的な見かけだけの解決になりやすいと思う。とうとう本物の妄想になってしまったケースを稀ならず見聞した。私はそんなことにならないように努めたつもりだ。長期的視点にたてば、予後に影響する重要な時期である。
（注28）精神症状が安定しないときは、いくら食べても太らないことがある。食欲がないことも多い。「食べられる分だけで良いから食べて下さい」「どうしても嫌なら止めて良い」と伝える。患者は耳にタコができるほど、家族や職員に「食べろ」と言われてきたに違いないからである。おそらく食欲の改善も全面的に薬物によらないだろう。
（注29）すでに書いてきた（〔症例O〕第9章一八八頁、〔症例M〕第7章一六七頁、第9章一九二頁）。（注26）の症例Sの治療経過にも書いた。しかし、ここで主張したいことは薬と戦う患者のことだ。大量の薬（しかも漸増しながら大量になっている）が投与されているのに一向に改善の兆しを見せない患者がいる。ときどき転倒して怪我をすることもある。薬物によるせん妄状態のケースである。呂律も回らず、眠そうな表情をしているのに寝ないで起きている。これは苦しいだろう。悪循環に陥っているのだ。不穏だから薬を増やす。患者は負けまいとして更に意識性を高めようとする。戦線は膠着し、わずかに精神が勝っている状況である。その結果、処方の内容は目的が曖昧になって薬物の羅列になる。散弾のように、どれかが当たれば良いといった処方になるのである。処方の中の数種類の多量の抗パ剤

は、万が一の悪性症候群の発症を予防する意図があるらしい（悪性症候群が頻回に出現した時期があってからのようだ。抗パ剤の量が関係ないのは前章で述べたつもりである）。

（注30）入院患者はシステム上、ルーチンに毎月定期的にハロペリドールやリチウムの血中濃度を測っているが、主治医の裁量に任されている外来患者のハロペリドールは血中濃度を測ったケースがあまりない。私の怠慢が理由だが、使用量が少ないし、測っても有効濃度にないだろう。状態が安定している患者にその必要を感じない。有効濃度になければ薬の効果がないとも思わない。抗不安薬と共に隠し味に使って、効いている感触がある。薬の量が有効血中濃度内にない場合は効果の発現がないというのは臨床的な実感と違う。これは、一般の臨床的治療学と純粋薬理学の相違だろう。おそらく臨床活動をしている精神薬理の先生方も知っておられることと思う。まさか薬を止めて良いと言わないだろう。

私は薬の効果とは別に、服薬を続ける患者の努力を評価する。経過の良い患者においては、処方内容を云々する以前に、服薬を継続する行為そのものが何よりも秀でた「くすり」になっていると考えている。

6

抗精神病薬の出現は精神科医療における福音であった。僅かな量で大崩れせず、家庭で穏やかに過ごしている人が少なくない。症例性さえ帯びない程度の分裂病者が最も恩恵を受けていると言えまいか。私の印象では女性に多い。

薬物は患者のみならず、われわれ精神科医にも治療者として現役で働ける期間を長くし、いわば停年を延長させる恩恵を与えているのである。

さて、本論は、むろん薬の有効性を否定するものでない。ただ、薬物が本来の効果を発揮するためには色々な条件がいるであろう。使いようで非常に大きな差が出るものである。それらの案外語られることの少ない事実をなるべく具体的に、現役の治療者の立場で経験的にまとめてみたいと思った。

若い先生たちは物量で治療する傾向があり、腕力で勝負して薬物を過信しがちである。これも間違いといえないが、少量の薬で十分な効果が得られる工夫をすることで治療技術が向上することを伝えてみたかった。

あとがき

本書は、精神科雑誌『精神科治療学』にて一九九三年五月号から一九九四年十一月号分まで隔月に連載された論文をまとめたものである。

私のような五十歳を目の前にした一私立病院の勤務医が、かような連載を始めることになった経緯は省くが、荷の重いものであった。というのも、私はかなり若いときから文章を書くことを捨てていたのである。ましてや論文を書くとは考えてみたこともなかった。ただ、与えられた課題は単科精神病院における私自身の分裂病治療の経験についてであり、ほかに何の制約もなかった。これが私を動かした。分不相応ではあったが、精神科が好きな若い先生たちや日頃の話し相手である友人たちに私の経験を伝えてみたくなった。

私は一九七〇年に青木病院に勤務した。のちに東大分院神経科の医局に所属したものの、そこでは外来診療と脳波所見の判読を自分の仕事にしていた。科長の安永浩先生や上級医の寛容によるものであったが、臨床経験は青木病院で積んだ。当時すでに勤めておられた中井久夫先生の住まいが私の通勤路にあり、車で一緒に出勤した。車内や医局で先生の精神医療観を聞く機会が多々あった。先生は患者の発病には無理からない事情があり、回復には発病過程と異なる独自の過程があると比喩を巧みに使い、ふつうの言葉で精神科医の卵にもわかるように話された。話を聞いて、これなら精神科も満更でないし、自分も何とかやれるかもしれないと思った。先生が日頃話されていたことは、後の論文や著書のなかにそのまま記載されていた。そのため著書を最後まで読み通さなくても理解できた気分になったり、先生から聞いた耳学問によって読んでいない本までも読んだかのように錯覚したことが何度もある。他にも遠藤四郎先生から脳波を学んだ。脳波所見を逐一添削していただいた。私の場合は実質的には青木病院で精神科の研修を受けたことになり、卒後二年目から一九八七年まで十七年間、主に分裂病患者の入院時から退院後の外来まで主治医として一貫して縦断的な治療を行い、一旦退職した。その後は五年間地方の病院に勤務したのち、一九九二年青木病院に復職して現在に至っている。地方で後半の三年間勤めた長野市の鶴賀病院では轟章院長の配慮により、診察以外のいっさいの義務が免除された。それは私にとって至福の時期となった。患者の診察にたっぷり時間をかけることができた。治療に絵画療法を利用した唯一の時期でもある。担当患者の毎週の定期診察が終わってからも自分の時間が残った。症例をまとめ文献を漁った。それまで半ば意識的に避けてきた治療経験の整理をはじめ、ワープロをたたいた。

一方、この作業を続けているうちに私は強い孤独を感じ出していた。働きやすい職場なら、骨を埋めてもよいという就職時の決心がくじけはじめた。治療スタイルが似ていて共通言語で話し合える仲間が欲しくなった。かねてから折にふれて、「そろそろ東京に戻りませんか」と友人たちが手紙や電話をくれていた。友人Gはいくつかの職場を紹介しながら、「先生は公的病院がお好きでないようですから、「戻られるとしたら青木病院がベストではないでしょうか」と言った。結局、その一言が私の帰京を決意させる弾み車になった。病院に不義理をしたわけだが、轟院長はこころよく了承し、私は好意に甘えて退職した。

一九九二年五月、五年ぶりに青木病院に復職して私は愕然としてしまった。病院の顔に相当する外来が閑散として、待合室に患者がいないのである。病院創設時から勤めておられる二人の先生の外来日は変わらず賑わっていたが、患者の数は増えていなかった。他の曜日は、まるで外来が休診日であるかのように見えた。まさに閑古鳥が鳴いていた。病院は伝統的に分裂病圏の患者を治療の対象にし、待合室は曜日にかかわらず混み合っていたものだが、残念なことにかすかな面影さえ残っていなかった。私が退職まで担当していた外来患者の大多数が、私とほぼ同時期に退職して開業した先輩医師の外来患者とともに、彼のクリニックに移った事情はあるにしてもである。

さて病棟はといえば、悪性症候群患者や水中毒患者、重篤な身体疾患なのか精神症状なのか、判然としない患者が少なくなかった。以前より肥った患者が見あたらず、逆にやせた患者がやけに目立った。ふつうこのようなやせ方は尋常でないストレスによるものである――はからずも本書の第7章はその平凡な事実を臨床レベルで証明したと思う。

患者は肩を落として歩き、何気ない姿勢や表情が一様に硬く、似かよっていた。広い中庭のグランドは芝生が青々とし、レクに使われている形跡がなかった。看護課は忙しく働いていたが、ゆとりがなくギスギスしていた。砂漠にじょうろで水を撒くかのごとくに動き回っている感がした。看護の士気は低下し、活動力は限界にきていた。その責の半分は医局にあったと認めてよいだろう。本来医師がやるべき仕事が看護に任されがちだった。看護が残業を余儀なくされていた状況にあっても、終業時間前から私服に着替えて退出を待機している医師の姿は、看護だけでなく職員の志気を阻喪させた。他の医師や看護との連携が曖昧なまま、長期休暇をとって旅行に出る人もいた。医師の間で暗黙の協定ができていたようだ。「あの先生が休暇をとるなら私も休もう」という連鎖反応を生むことになった。気軽に休暇をとる医師は職員に密かなひんしゅくを買った。

医局は看護に当てにされなくなって関係がギクシャクしていた。気の毒だったのは心ある医師たちであった。彼らは他の医師の仕事まで引き受けざるをえなかったため、担当患者の治療で精一杯だった。病棟全体を視野においたチーム治療を考える余裕がなくなっていた。マーフィの法則にならえば、忙しい医師や看護者はいっそう忙しくなり、ヒマにしている医師と看護者はますますヒマになるという現象が起こっていた。いずれにしても病院は患者の高齢化と共に開設来の節目の時期にあって、ピンチの状態にあったことは間違いがない。実際のところ、私はとんでもない時期に戻ったものだと後悔しなかったわけでない。

しかし幸いだったことは、私の復職が正式に決まる少し前にかつて一緒に働いたことがあり、気心が知れていてしかも患者や若い看護者の信頼が厚かった働き盛りの看護者数人が病院に戻っていたことであった。病棟を再建するというほどの大げさなことではないにしろ、われわれは若い医師や心理士と連携し、まず病棟の雰囲気を和らげることに努めた。私は急性期患者や慢性不穏患者がいる治療病棟に籠もることにした。日がな、看護詰め所とその一角にある面接室と病棟内を往復した。病棟の廊下とロビーを歩きまわった。患者の爪白癬の多さに驚きながら、爪切りとニッパーで爪をカットし外用薬を塗った。足踵の角化具合をチェックした。看護と情報の交換が密になった。病院の先輩である中井久夫先生にならい、「病棟を耕した」のである。看護科内のムードは少しずつ好転し、活気が出た。わが病院の看護は創設期の先輩医師たちと築いた、受容的で強制の少ない柔らかい精神科看護をめざすという伝統を細々と、しかし確実に引き継いでいた。それが看護科を短期間でスムーズに再生させる原動力になったと思う。

そうこうするうちに、居心地が悪くなった医師や患者に強制を強いる管理的な看護者は辞めていった。病院に自浄作用が働きはじめたのである。われわれは彼らの辞意を翻意させる引き留め工作は一切行わなかった。一方、給与や待遇がよく、華々しい先進的治療を標榜している病院が近在に幾つもあるにもかかわらず、若い医師やケースワーカーが次々と勤めはじめた。臨床に熱心な彼らは、わが病院の看護姿勢と治療姿勢に共感し、働きやすさを選んだのだ。これは病院経営者である青木典太院長が、治療スタッフの治療内容に口出しせず、スタッフの治療行為に自由裁量を保証し尊重する伝統の維持に努めている見識の高さと寛大さによるものであろう。スタッフにノルマを課すこともなく、経営を優先する類の強制をしない院長に心から感謝したい。

現在、わが病院の医局は二九〇床の病床数に対し、八人の常勤医と三人のパート医からなる。各医師が日頃陽の当たらない慢性患者や急性期を脱した患者と散歩に出たり、食事外出をするほどに浅からぬ治療的関与ができるようになった。また、一人の外来患者の診察に数時間かけることが少なくなく、七時過ぎまで診察する医師が何人もいること、定刻に帰る常勤医はいないことを報告しておきたい。

まっとうにやれば精神科は忙しいのである。看護は医局の活気に比例して多忙になったが、繰り返し訴えてくる患者を追い返すことはない。患者への働きかけが増えると患者は動きだし、病像が悪化したかのような状態を呈して病棟は騒然としている。だが、この騒然には秩序があって不平・不満が少ない。それは患者の希望や期待の増大によるのである。病院は新看護基準を満たすため、看護者の補充と入院患者を四〇人減らした。一部の病院でやったと聞く患者の放逐はしなかった。院内寛解者を掘り起こし、病院の近くに住まわせる方針をとった。身寄りがないか、あっても協力が期待できない彼らの不安を和らげ、外来治療につないだ。これには若手の医師ととりわけケースワーカーの活躍が多大であった。再入院者は特定の患者に限られていて、生活疲れを癒す目的で入院している。自殺者がいないことは特筆ものであろう（書いてしまうと破られるというジンクスを恐れる）。

本書は、こうして病院の治療環境が改善しつつあるときに書きはじめられた。私の駆け出し時代からの治療経験が主な内容であり、ささいで常識的なものである。しかし、行間に精神医療とそれに従事する者たちに対する怒りが込められていることを読者は読み取るだろうと思う。現在の精神医療や治療事情が見かけの華々しさと裏腹に、二十〜三十年前の治療と本質的・常識的な部分であまり変わっていない点が少なくないことに疑義を申し立てたのである。

生物学的精神医学や精神薬理学の発展に比べて、治療者という生身の人間が患者のこころと身体にじかに関与するオーソドックスな精神科治療は、長年の治療経験から得たソフトウェアの蓄積があるにもかかわらず、それをないがしろにしてきた感がある。そのような風潮に一石を投げてみたくなったのである。中井久夫先生が一九八二年に出版した『精神科治療の覚書』（日本評論社）が十数年の年月を経た今日でも新鮮な感動を読者に与え続けていることが、精神科治療において未だに治療の「常識」が確立されていない証明となろう。

精神科医療に憤怒していた父親がおられた。ひとりっ子のお嬢さんが若くして発病し、入院先の大学病院や公立病院で受けた処遇と医師の傲慢と無責任さに困り、治療者を求めて遠方まで出向き、巡り巡ったすえに縁あって彼女は私の外来に通院することになった。彼女に同伴して受診した父親は、ある日の外来面接で『精神科治療学』に載る私の論文を読んでいると打ち明けた。家族の立場から見た先進的な精神科医療の実状を話し、不平等な治療者と患者・家族間の軋みと苦労を詳しく語った。例をあげれば、主治医は患者に告げずに長い夏休みをとり、患者は外出時のささいなアクティングアウトで隔離室に入れられた……などという。

父親の言い分は実にもっともなことであった。また、転院してきたある患者は、前の病院では朝の六時に起こされ、布団を押入に納めなかったり、仮眠したり、作業に参加しないと減点法で状態像を悪く報告されたうえに看護課のブラックリストに登録されるシステムだったと語った。不安にかられて、「もっと話を聞いて下さい」と担当医のあとを追っただけで隔離室に入れられたという。都内でも上位にランクされているといわれる病院でのことである。残念ながら、この類のことは東京の例外的な病院や医師にとどまらず、私の狭い情報網でも枚挙に困らないのが実状である。

さて、本書は書き下ろし原稿でなく、隔月掲載論文であるため繰り返し部分が多いけれども、多い部分はその分だけ思い入れが強いと言えなくもないだろう。

症例については匿名性がうすめられず、本人をふくめ関係者が特定できるケースもあるかもしれない。しかし、私の視点はケースの側にあって、彼らに不利益を与えたり迷惑をかけないだろうと思われる場合に限ったつもりである。責任はすべて筆者にある。

同じ症例を何度も呈示したことの意図は、異なるアプローチの仕方によって患者の見えかたが多面的になり、分裂病治療には確一無二の治療法などはないことを示すためである。かりにひとつの治療法なりアプローチを徹底しようとすれば、患者をこじらすか、岩石のような硬い患者を作りあげる危うさがあると主張したかったためでもある。


われわれ臨床医は目前の患者の治療で精一杯である。しかし、日常臨床で患者の回復をこころの支えにしながら、世に知られず精神病院で孤独に働いている臨床医が全国に大勢おられると思う。その人たちは治療経験で得た知恵や工夫を広く世に発表してほしいと願う。治療者の個人的経験を私物にして眠らせるとしたら実にもったいない。精神科治療に普遍的に応用できる工夫と実践は少なくないだろう。とくに長期的視野に立った治療が遠くなりつつあるこの時代において、その貴重さは増すことはあっても減ることはないと思う。

本書が出版されるにあたり、私の語調の激しさを諫め、丹念に原稿に目を通してくれた五味渕隆志・久美子夫妻にまず感謝したいと思う。お二人の穏当な意見がなかったら本書はまったくの別物になっていただろう。出版を応諾しておきながら、刷り上がったゲラを一年五カ月の間放置していた私の怠惰と躊躇を許して下さった星和書店の関係者各位と石澤雄司社長の寛容と忍耐には頭の下がる思いで一杯である。わが病院の医局で一、二世代も若い小川恵医師と渡辺良弘医師には貴重なアドバイスを受けた。一九九五年四月から青木病院の常勤医として同僚になった滝川一廣医師は、私のためらいを精神療法的に支持して気長に勇気づけ、穏やかに再々にわたって出版を勧めた。そのほかに病院が窮地にあった時期のOBである工藤潤一郎医師と鈴木瑞実医師、数人の患者の共同治療者である心理の風間芳枝さんや菊池美穂さんの好意的支持も有り難かった。数多くの人たちに支えられて、私は本書の出版をようやく決心した。

最後になったが、医局各位と拙論の熱心な読者だった看護職員にも感謝の念を表したい。

「まず狩られる者の気持ちに対するエンパシーが重要である」（アンリ・エランベルジエ[文献2]）

一九九六年七月五日

星野　弘

引用・参考文献

1. クラウス・コンラート『分裂病のはじまり』（訳：山口直彦、安 克昌、中井久夫、岩崎学術出版社、一九九四年）
2. アンリ・エランベルジエ（アンリ・エレンベルガー）『無意識の発見』（監訳：木村敏、中井久夫、弘文堂、一九八〇年）
3. カルロ・ギンズブルグ『神話・寓意・徴候』（訳：竹山博英、せりか書房、一九八八年）
4. 五味渕隆志「分裂病圏の患者のファンタジーについて」『季刊精神療法』一五巻二号、一六三―一七一頁、一九八九年
5. 樋口 久、清水徹男、菱川泰夫「知覚変容体験を伴った反復性『発作症状』を示した精神分裂病の二症例―『発作症状』の特徴と biperiden の効果」『精神医学』三〇巻、一二一三―一二一九頁、一九八八年
6. 写真集『忘れられた人々―中国精神病人的生存状況』（撮影：馬小虎、文：張大克、馬小虎、訳：李丹、第三書房、一九九三年）
7. 中井久夫『精神科治療の覚書』（日本評論社、一九八二年、新版：二〇一四年）
8. 中井久夫『分裂病と人類』（東京大学出版会、一九八二年、新版：二〇一三年）
9. 『中井久夫著作集』（一―六巻、別巻一、二、岩崎学術出版社、一九八四〜一九九一年）
10. 中井久夫「抗精神病薬の治療戦略試論」『精神科治療学』一巻一号、五―二二頁、一九八六年

11. 中井久夫、大西道生「精神分裂病の治療における薬物と精神療法」『季刊精神療法』一二巻四号、三五二―三五八頁、一九八六年
12. 中井久夫「患者の生き方について（講演）」『第二三回精神医学ソーシャル・ワーカー全国大会抄録集』一九八七年
13. 中井久夫『治療文化論―精神医学的再構築の試み』岩波書店、一九九〇年
14. ゲルトルート・シュヴィング『精神病者の魂への道』（訳：小川信男、船渡川佐知子、みすず書房、一九六六年）。
15. ハリー・スタック・サリヴァン『現代精神医学の概念』（訳：中井久夫、山口　隆、みすず書房、一九七六年）
16. ハリー・スタック・サリヴァン『精神医学的面接』（訳：中井久夫、松川周二、秋山　剛、宮崎隆吉、野口昌也、山口直彦、みすず書房、一九八六年）
17. 山口直彦「分裂病者の訴える知覚変容を主とする〝発作〟症状について」『精神科治療学』一巻、一一七―一二五頁、一九八六年
18. 山口直彦、中井久夫「分裂病者における『知覚潰乱発作』について―一般に『発作』『頭痛』などさまざまな俗称で呼ばれて軽視されがちなものを中心として」（内沼幸雄編『分裂病の精神病理14』所収、東京大学出版会、一九八五年
19. 山口直彦、中井久夫「分裂病における知覚変容発作と恐怖発作」（吉松和哉編『分裂病の精神療法と治療1』所収、星和書店、一九八八年）

本書は一九九六年一〇月に、星和書店より刊行された。

新編あとがき

本書の旧刊は初版第二刷を最後に増刷されず、実質的に絶版になった。ちょうど「分裂病」が「統合失調症」に呼称が変わった時であった。『統合失調症を耕す』としたらどうかと出版元から勧められたが、私は分裂病治療に関わっていた時の経験を『精神科治療学』に隔月連載したのであり、同じ病とはいえ統合失調症に呼称を変えることに違和感があった。改称前に出版されていたものまで表題を変えることにどんな意味があるか、私の理解を超えていた。大げさに言えば法令でいう事後法の適用ではないかとも思った。

だいいち、本書にある症例は分裂病の診断のもとで治療にあってきた人たちである。病名によるスティグマや社会の偏見は、当時の私は何ら感じていなかった。分裂病は特殊な病気でなく、誰でも罹りうるものであるという認識があったためかもしれない。

読者のご理解をお願いしたいと思う。

さて、本書が連載され出版されてからほぼ四半世紀が経った。本書は医師や患者、家族の記憶から消滅していると思っていた。たかが一臨床医の経験の書である。なかば絶版になっていると知っていたが、関心はなかった。ところが、あるときネット通販で本書が高値で中古本として売り出されていることを知った。消えていく書物や論文が少なくないのに、本当に必要とされているのだろうかと私には信じられなかった。

私は二〇〇一年に東京から離れて故郷に近い高田西城病院に移った（この年は私が尊敬してやまないイチローがメジャーリーグに移籍した年でもあった）。五年後に名古屋大学出身の友人の誘いにより静岡県の病院に転勤した。そこは環境も良く、患者さんも伸びやかであったが、事情により一年で退職した。以降は一年未満から二年で職場を変えた。どこも医師が不足していた。そのためであろうが、患者の悩みや苦しみを共有する場である面接がないがしろにされていた。ところが医師が充足されていた病院でも同じだった。病棟で統合失調症の患者が面接を受けている姿を見ることがなかった。看護の報告を受けて処方し、隔離拘束されている患者を見舞う医師がいなかった。これには驚かされた。

私が精神科医として働き始めた病院では面接室は早い者が優先的に使用し、飽和していた。また病棟は居住空間が狭く、六～八人部屋が大半だった。ベッド部屋は急性期患者のため使われた。そのためもあって広いロビー（デイルームと呼んでいた）にいる患者は少なくなかった。看護者と談笑し、ゲームをやったりして賑やかであった。不穏患者と庭を散歩する人もいたものだが……。

短期間だが在籍した病院のなかには病棟の居住性を改善し設備を整え、看護スタッフも増員されていた。その分だけ看護が患者と時を共にする機会が増えるかと思ったが違った。増員以上に仕事が増えて時間的余裕が無くなっていたようである。その一方で、昔と変わらず、むしろ患者の居住空間が狭まり、中庭が使われた形跡がない病院もあった。

私は病院精神医療に愛想をつかし、友人に相談することさえ思い浮かばず、後先を考えずに二〇一二年に開業することにした。血液型でいうところのB型的無鉄砲によるのだろう。

開業にあたり、住居と勤務先の病院が遠かったためもあって担当した外来患者を連れ出すことはしなかった。そのため患者はゼロから始めた。

私たちが設立してから、今年で二十一回目になる「統合失調症臨床研究会」が倉敷で開催された時に日本評論社の編集者森美智代さんが参加した。たしか二〇一一年だったろうか。それを機に二〇一三年からムック誌『統合失調症のひろば』が発刊された。

ある日、彼女は版権を譲り受けたので、高価な中古本が手に入らない家族や患者のために本書を再刊しませんかとゲラ刷りを自宅に送ってきた。診療の疲労もあり、その気になれなかったため放置してきたが、自分や関係者にもう許してもらえることではなかった。

私のほうも開業してから、遠方にいる統合失調症の患者や家族が相談や治療を希望するケースが多くなっていた。いくつかの例を挙げてみよう。

○消耗期から回復前期にある女性は多量の抗精神病薬に加えて三種類の抗うつ病薬の処方に、更に副作用止めに数種の薬が投与されていた。彼女は毎夜ベッドに入る前に床で寝込んでいた。四カ月目からひとりで来院した。センスの良い洋服と化粧をして、動作も軽快になっていた。もはや病者の表情は消えていた。（中略）三年後、結婚した。

○未成年の患者が数日間の全不眠の結果、精神運動興奮状態になり、病院を受診したら、ＥＣＴかクロザピンの使用を選択され、それがどのような効果があるか説明されないため家族は怖れをなして数日で退院させたという。

○受診の度に「変わりないですね」と言われ続けて三年通ったが、幻覚妄想状態が良くならないので転院を希望してきた。初診時は父親の運転する車の後部座席で外から見えないようにうずくまっていたが、三週目以降、患者は自分で運転してひとりで来院した。

○目の違和感と眼球上転を頻回に訴えて長い間不穏のために転院してきた若い男性がいた。レキソタンを投与し、これまた三週目から訴えが消失した。あれだけ大変な症状だったのにもかかわらず、その後は話題にならない。喉元すぎれば終わるものだ。

○毎晩、路上に出て大声で怒鳴り散らし、深夜から朝方まで徒歩で数十キロ歩き回る日々が続いている患者がいた。適切な眠剤が処方されていなかった。彼はテレビなど何回も破壊していた。それらの行為はなくなった。そのうち訪問看護の職員に電子ピアノを弾いてみせた。デイケアでフットサルに参加し活躍するようになったが、深夜遅く寝ることが多かった。しかし外来日は二時間かけて午前中に受診し、規則的に通ってきた。

○面接のたびに、数年に渡って「あれは（妄想）どうなった？」「幻聴はどうか？」と聞かれ続けて膠着した患者が何人か来院した。二十一世紀の現在でも、そのような面接だけで済まされていたことにあきれ、驚いた。本人の日々の生活一般や過ごし方、出来事あるいは楽しかったことなどが話題になることなく常同的な診察であった。睡眠や便通をはじめとして身体症状も無視された。これでは思考の貧困化という精神科の用語は病者に限ったことではないと思った。

数カ月の診察後、ある患者の母親が懸賞ハガキに書いた本人の筆跡を見せて、前は弱々しくて小さい字だったのに、こんなにしっかりした力強い字を書いたんですよとコピーを持参した。また、ふだんは家ですごすのにある日晴天時に自分でコンビニにいって、近所の風景やら、遊んでいる子供たちをみてきた。あれは隠れんぼでもしているのかなとサバサバした明るい表情で帰宅したことを教えてくれた。ささいなことと考えられがちなエピソードを私は喜びたい。

これらの患者や家族が特殊な例として考えられがちであるが、そうではない。統合失調症が精神医療の表舞台から去って久しい。なんとか回復する病気だとみなされているのなら、まだよしとても、薬物の投与だけで済まされているケースが多すぎると思う。精神科外来では統合失調症患者の診察時間はごく短いと聞く。

統合失調症の治療は薬物一辺倒、薬物万能時代の感があるが、それにはいっそうの慎重な使用とその効用や副作用、患者の服薬感覚など双方向の情報交換が必要となるだろう。それは治療者と患者の良好な関係のもとで成立するものである。いまほど精神療法的なアプローチが欠かせない時はないのではないか。米国の統合失調症患者の自殺率の高さが何に由来するか考えなくてはいけないだろう。

新聞の報道にもあったが、隔離・拘束が年々増えている。社会と同様に精神医療も余裕がなくなっている。興奮には素早い鎮静を図り、患者との合意をとることなく、「やむなく」の一言もないまま隔離室に直行するケースが多い。
「この薬を飲まなければ一生治らない」と宣言されて、両親が患者である娘さんと数カ月もの間、毎晩格闘しながら無理やり服薬させたというケースがあったことは忘れられない。
また、本文にも書いたので簡略にするが、治療抵抗性患者の定義は厳密にする必要があると思う。抵抗の要因はいろいろあって安易に言えないが、私は患者と治療者や医療関係者間のキシミにも一因があるのではないかと怖れる。治療困難・処遇困難例と同様かもしれない。

重ねて言うが、統合失調症の回復は幻覚や妄想の消失にあるのではない。病者のこころを緑化し、生活の幅を少しでも広げて穏やかに過ごしてもらうことにある。就労は一義的な目標ではないと考える。

本書の再刊に際し、日本評論社の編集者である森美智代氏の気の長い説得と本書を精読しコメントしてくれた横田泉先生、工藤潤一郎先生、若名由貴心理士、オリブ山病院職員諸氏をはじめとする友人たちに厚く感謝する次第です。また、同じく日本評論社の遠藤俊夫さんにはひとかたならないご配慮をいただきました。あらためて感謝申し上げます。

さいごに、夭折した鈴木瑞実君に本書を捧げると共にご冥福を心から祈ります。

二〇一七年四月一三日

星野　弘

星野　弘（ほしの ひろし）

1945年　新潟県柿崎（現・上越市）生まれ。精神科医。
1969年　東京慈恵会医科大学医学部卒業。
1970年　都下、青木病院勤務。
1987年　青木病院を退職。それまで東京大学
　　　　附属病院分院神経科非常勤医師兼務。
1989年　長野市鶴賀病院勤務。
1992年　青木病院に復職、診療部長。東大分院神経科研究生。
　　　　その後、高田西城病院、さつき台病院等を経て、
2012年　星野メンタルクリニックを開業、現在に至る。
著　書　本書の他、『精神病を耕す』（星和書店）などがある。

●こころの科学叢書

新編《しんぺん》 分裂病《ぶんれつびょう》を耕《たがや》す

2017年５月25日　第１版第１刷発行

著　者――星野　弘
発行者――串崎　浩
発行所――株式会社 日本評論社
〒170-8474 東京都豊島区南大塚3-12-4
電話 03-3987-8621（営業）　-8595（編集）
印刷所――港北出版印刷株式会社
製本所――株式会社難波製本
装　幀――駒井佑二
検印省略　
ISBN978-4-535-80435-7　Printed in Japan